新しい医療のかたち

いのちは　のちの　いのちへ

稲葉俊郎

はじめに

この本は2017年に出版した前著『いのちを呼びさますもの ―ひとのこころとからだ―』（アノニマ・スタジオ）のあとに書いたものだ。『いのちを呼びさますもの』では「個」の「いのち」のことを書いた。私たち一人ひとりの「からだ」と「こころ」の奥深くで息づく「いのち」の働きに今一度、耳をすましてほしいと思いながら。

2018年からは「個」の「いのち」を支える「場」の「いのち」のことを書きたいと思った。例えば、医療の「場」は、暮らしや生活とひと繋がりであり、生きることと分けることはできない全体的なものだ。医師である自分にとって、ベースとなる医療の現場での実感を通して、これから求められる新しい医療の「場」とはどういうものか、そのことについて考え、書き記したいと思った。そうすることで、「場」に命を吹き込むことができるのではないかと。

２０２０年、新型コロナウイルスによる感染症が地球全体を巻き込み、私たちの社会は大きな変化の時を迎えている。少しでもバランスが崩れると医療現場は崩壊するかもしれないと以前から感じていたからこそ、新しい医療の場の必要性を痛感していた。今までは場の力に対して無自覚であったからこそ、場を奪われてから、改めて場の重要性を再認識している。場と新しい関係性を結ぶ必要に迫られているこの大きな転換点に、私たち人類全員の問題として、個人の「いのち」のこと、医療という「場」の「いのち」のことについて、新しい価値観で誰しもが考え始めることになった。

常日頃から私たちが自分の「いのち」の働きについて理解し、うまく付き合っていくこと。その延長上に、「いのち」の営みの中で体や心に関するトラブルが起きた時に集うための医療の場がある。

ウイルスや病を敵とみなして闘うのではなく、ウイルスや病ともいかに共存して生きていくのか、そして共存、共生していくための場や共同体、社会とはどのようなものかを一緒に考えたいのだ。

これは、医療現場だけの問題ではない。この新しい世界を生き延びていくうえで、私たちの暮らしすべての面において、一度立ち止まり、深呼吸をして、まったく新しい価値観で考え直す必要性に迫られている。

新しい仕組みへと社会が変わっていく時、その変化の中では過去にあった仕事や場所がなくなることもあるかもしれないし、過去にあったものの価値が失われることもあるかもしれない。その変化は大きな痛みや悲しみ、喪失感をともなうものだ。ただ、失われたものの代わりに、必ず新しいものが芽生えてくる。不安にならなくてもいい。世界は全体として均衡を保とうとするものだからだ。

私たちは、これからどういう時代を生きていくのだろうか。それは与えられるものではなく、私たちがともに考え、ともに悩み、ともに心を動かして創造していくものだ。私たちは、仕事の中で、暮らしの中で、生きていく中で、全員が「いのち」の可能性を追求している。そのために、私たちが守るもの、大切にするもの、失ってはならないもの。私たちが共有するフィロソフィー（哲学）としての「いのち」のことを、この本という通路を介して分かち合いたい。目に見えるかたちよりもまず大事なこと。私たちは目に見えないフィロソフィーを共有することを忘れてしまっているかもしれないのだから。

目次

序章

病院とは、医療とは

病院との関係性

人が「生きる」ことにおいて大切なことは何だろうか。

そのことを子どもの頃からずっと考えていた。人が「生きる」ために「医療」という実践でサポートし、「医学」という学問の歴史があるのだと思っている。人間の「からだ」や「こころ」、そして「たましい」や「いのち」といわれるもの。そうした言葉に偏見を持たないようにして、言葉のイメージに振り回されないよう、言葉が指し示す本質（それ自体は言葉にならない）へと目を向けながら、広く深く学び続けてきた。そして今も、学び続ける道の途上にいる。

幼少期に体が弱く、それがきっかけで医師の仕事を選んだ。とにかく生き続けることが切実な課題だったから、子どもなりに工夫したり考えたり試行錯誤して、命の手触りを感じ続けてきた。熱が出て意識が遠のこうとする時には、意識がなくなる瞬間をつかまえたい、ともがいたし（もし二度と目覚めなかったらきっと後悔すると思っていた）、意識が回復して周囲がボンヤリと見えるようになってきた時、そのボンヤリと変化し続ける風景の視覚映像を楽しんでいた（今思えば抽象画はこうした世界を描いているのではないだろうか）。もう死ぬのかな、もうダメかなと気力が落ちた時も、自分の中のはるか奥底で、生きようともがき活動している未知なる力に驚いていた（この生きようとする力の主体は果たして何ものなのだろう？）。両親や姉や医療者が自分を看病している時、もし自分も元気ならば向こう側の立場になりたいと思い、それでも何もできない現実に打ちひしがれていたし（なぜ人によって役割と立場が違うのだろうと思っていた）、周囲の人たちは自分をどうやって助けようとしているのか、子どもながらに相手の行動を観察し、気持ちに共感し、周囲の動きや気配をずっと観察し続けていた（そうしていたら、相手の気持ちまでもこちらに伝わってきた）。

大人になり、私は医療者の側へとまわり、医療の現場に立つようになった。子どもの頃、中学・高校の頃、大学の医学部に入った頃、医学生の頃、医師になりたての研修医の頃、医師として慣れてきた頃、そして今。どの時代の断面を振り返ってみても感じていたことがある。医師は、困っている人を助けたい、体や心が思うように動かない人たちを支えたい、生きようとする命を救いたいと、純粋で素直な思いを核にして働いているはずだし、医療者も同じような気持ちで職業を選んだはずだ。

患者側も、苦しみや辛さから解放されたい、病を治したい、病が治らなくても希望を持って生きていきたい、与えられた寿命をまっとうしたい、自分自身でいられる場でくつろぎたいと願う気持ちは近いのではないだろうか。私が子どもの頃は患者側の視点から医療の世界を見つめていたので、どちらの立場の思いも、自分なりに体験している。

医療の場は、一人ひとりの体や心、命に関して困った時に頼りになる〝よろず相談所〟のような場所でもあり、そうしたシンプルな役割を求められていることを忘れてはいけない。社会のシステムが複雑化するにつれて、医療の仕組みも複雑化せざるを得なかったが、医療の道を志して医療の現場に集った人たちの思いの根っこにはそうしたシンプルな思いこそがある。医療者も患者も、そうした「場」に集い、同じ思いを共有する人たちだ。

ここで、現代の医療システムと私たちの心理がどういう状態になっているのか、ひとつの例を挙げて考えてみたい。

あなたは突然、お腹が痛くなったとする。

少し我慢してみるが、痛みは波のようにやって来る。インターネットで「腹痛」と検索してみると、情報は際限なく引っかかる。「大したことないよ」と優しくいたわってくれる記事もあれば、「危険だ」と不安や恐れをあおる記事もたくさんある。

とりあえず近所にある大きい総合病院に行くことにする。大きければ、医者の数も多く、設備も充実していて安心だ。病院に行くと、中には大勢の人がごった返していて驚く。ひとまず受付に行って「お腹が痛い」と伝える。次にこう聞かれる。「消化器内科ですか？　泌尿器科ですか？　外科ですか？」と。痛いのは胃のあたりのような気がするのでそう伝えると、消化器内科の外来を案内された。

待っている間も、病気のこと、病院のことを携帯端末で検索し続ける。いろいろと不安をあおることばかりが書いてある。何を信じればいいのかわからず、気が滅入る。ただ、インターネットで情報を探している間は時間が流れ、何か意味のあることをしている気がするので安心する。やがて番号を呼ばれ診察室に入る。そこはとても狭い空間で、窓もなく、息苦しい感じがする。医師はパソコンに入力しているばかりで、〝忙しい〟という見えない言葉が空間に満ち満ちている。

痛みの症状、持続時間、痛みの場所など、痛みに関することを細かく聞かれる。「検査をしましょう」と言われ、レントゲン、血液検査、尿検査と続いた。検査後1時間くらいすると再度診察室に呼ばれた。「とくに異常はないようですね。様子を見ていいと思いますよ。このお薬を1週間くらい飲んでみてください」と、処方箋を渡された。

検査の結果に異常がないということで、大したことがないとわかり心底ほっとしたが、痛みはまだ続いている。しかし異常がないと言われた以上、病院にいても仕方がない。とにかく早く家に帰って横になろう。とりあえず薬を飲んで休もう。

会計に行き、お金を払う。処方箋を持って薬局に行き、薬をもらい、またお金を払う。自宅にやっと帰る。薬を飲んで早く寝よう。良くなるといいなと思いながら。

よくありそうな病院の光景を記してみた。どこか腑に落ちない感じがする人もいるだろうし、多少の違和感を持ちつつも、こういうものだからと思い込んでいる人もいるかもしれない。

現代の日本では困ったらすぐに病院に行くことができる。医療の専門家にすぐ相談できるのは確かにいいことだ。専門家から〝安心〟のお墨付きを得てほっとするために病院に行く場合も多いだろう。しかし、そもそも個々人の「からだ」や「こころ」が指し示していることは何なのか。実際の体に起きていること（＝症状）自体が、今何をすべきなのか、シンプルに指し示していることは多い。

例えば、熱がある時は休む必要があるし、頭がもうろうとしている時は頭で考えるのをやめて眠る必要があるし、目が疲れた時は目をつむって休める必要がある。お腹が痛い時にもまず休み、普段の何気ない生活をお腹の立場から見直してみることも必要だ。そもそもお腹はどういう活動をしているのだろうか、痛みの信号は何の目的で発せられているのだろうかと。

ただ、自分の体はあまりにもブラックボックスで未知の世界でもある。

パソコンの基盤を見たことがない人が多いように、そもそも人体の内部世界を見る機会自体がない。体や心の声に耳を傾けることがなかなか難しい。私たちは、異変や異常があらわれて初めて、自分の体という未知なる存在に気づかされる。自分自身は常に今ここにあるのに、その自分自身こそが盲点になってしまっているのだ。さらには体や心の声を無視（＝放置）しすぎると、もっと重篤で取り返しのつかない症状としてあらわれることもある。重大な危機に気づいて立ち止まった時、突如として言葉にできない「不安」に襲われる。その不安をなんとかしたくて病院へ行き、「大した病気ではないですよ」と言ってもらうことで、ほっと安心できるのだ。

医療に求められるもの

体のこと、心のこと、命のことについて、何か危機的な状況になった時に初めて、インターネットで慌てて調べてみても、ほとんどのことはよくわからない。それは、「自分」をインターネットで探してもどこにもないように、まさに自分自身の体、心、命は、今ここにしかないからだ。外を探しても見つかるはずがない。

インターネットで検索しているのは自分の「あたま」の世界だから、「あたま」が飛びつきやすいキーワードばかりが目につき、引っかかる。不安や恐れもそうだし、危機感をあおるものもそうだ。そもそも、焦っている自分、そわそわして落ち着かない自分が、心の安定を求めるために情報を検索しているので、断定的に言い切ってくれる情報を探している側面もある。言い切ってくれさえすれば、検索し続けることをやめることができるし、自分の内部でうごめくどうしようもない焦りや不安から、逃れることができるから。真偽はさておき、「あたま」が納得するような言葉のピースを求めているのだ。

そこで立ち止まって、まず考えてみてほしいのだ。困った時、反射的に病院へ行く行為はあたりまえのことなのだろうかと。普段から自分自身の「からだ」や「こころ」の働きがどうやってうまくいっているのかを知ったうえで、まずはじめに耳を傾けるべきは自分の体や心の声、そのものではないだろうか。自分自身との冷静な対話を重ねたうえで、専門家という第三者の眼からの視点が必要になるのではないだろうか。困った時に自分が目を向ける先はインターネットの空間ではなく、自分自身の内側にある「いのち」の世界ではないのだろうか。

医療者の立場からすると、症状や病の真の原因を明らかにすることなく、その場しのぎの薬や安心感を得ることが、本当に病院の役割なのだろうかと自問する。

そこで、はたと考える。自分の中にわき起こる問いの源流を考えてみる。では、病院の役割とは一体、何だろうかと。

病院では、体や心にトラブルを抱えた時、即効性のある対症療法に取り組み、例えば薬を出し、例えば手術をして病気を治す。それが、病院の大事な役割だ。

ただ、病院の中ですべての問題が解決するわけではない。自分自身の生活習慣や価値観、考え方や生き方そのものが病の誕生や消滅とも分かちがたく結びついている場合には、ライフスタイルも補正し整えないと、問題が解決や決着へと向かわない場合もある。実際の生活や日常は、病院の中ではなく、病院の外にこそある。この世に生を受けてから今に至る時間の積み重ねは膨大なものだ。すべての問題解決を病院だけで完結させることは到底できない。そもそも、現代の病院ではそこまでの役割を引き受けるには余裕がなさすぎる。

病院を含む今の医療システムは、医療機器や医薬品などの物流や経済、医療保険制度のシステムが複雑に組み合わさってできているため、そう簡単に変化させることはできない。でも、時代は常に変化するし、人の体や心が直面する問題も常に変化し続けている。それに合わせて大きな意味での医療のかたちもしなやかに変化していくべきなのではないか。医師になって現場に立ってから、ずっとそう思ってきた。

もちろん、日本だけでも都市部と地方、住む地域や環境によっても医療施設は大きく異なり、医療者の数も医療設備にも差がある。病院型医療での対応の限界もあり、家庭医や往診による在宅医療も広がっている。医療や福祉のあり方は社会サービスと同様に、多様化し変化し続けている。日本だけではなく全世界においても医療のあり方は大きく異なる。ただ、それぞれの医療現場ではベストを尽くそうと、理想的な医療を提供しようとして、誰もが努力し続けている。

今、医療に新しく求められているもの。それは、現在の医療システムではこぼれ落ちてしまうものすべてにヒントがあるのではないか。そうしたヒントとしての〝種〟を適切に発芽させていくために、実際に困っている当事者である患者や医療者たちとの対話をベースにしながら、こぼれ落ちたものをすくい取るための〝受け皿〟をともに創造していく必要があるだろう。その受け皿は、今の病院では担うことができなかった新たな場として立ち上がってくるはずだ。あらゆる立場の人々が対話を行える実験的で創造的な場こそが、新しい医療へと繋がっていくだろう。

第一章　健康になれる場所とは

医療の枠を取り払う

いつも自問自答していることがある。

医師が忙しすぎるのは医師個人だけの問題なのだろうか。検査に異常がなければ病院の役目は終わりなのだろうか。病院は効率性を重視しすぎたあまり、「場」自体が個人の心へ及ぼす影響を疎かにしてはいないだろうか。行くだけで、ただそこにいるだけで健康になれる場を創造する道はないのだろうか。そもそも健康とはどういうことなのだろうか。

これらの問いを前にして、臨床の現場ではいつも悩みは尽きず、それと同時に解決策を考え続けている。ひとりでは簡単に解決できない問題も多く、理想と現実との間で揺れ動きながらもがいているが、決して悲観してはいないし、絶望もしていない。なぜなら、葛藤の狭間で、いいか悪いかと二元論で簡単に結論づけずに、心を揺らしながら解決の道を探っていると、2つの極の間にすっと光が差し込んできて、思いもよらなかった解決の道が見えてくることが多いからだ。自分と同じように、新しい解決策を探そうとあきらめずに模索している仲間もたくさんいるだろうとも思っている。

まずはじめに大切なことは、問いを立てること。そして、その問いの解決が難しい場合には、多くの人たちと問いを共有することこそが、問題解決への糸口になる。医療の問題を、医療の枠内だけで解決できない場合は、思い切ってその枠自体を取り払ってみると、枠が異なることで違う問題に見えていただけで、実は同じ問いで悩んでいることも多いのではないだろうか。分野ごとの枠を取り払い、見晴らしを良くすることで、より本質的な共通の課題へと到達することができることもあるし、枠を外したことで今まで出会えなかった人と人とが出会う道が開け、まったく新しい解決の道へと至ることができることもあるだろう。

健康学という視点

私自身、医療現場で働いていて足りないと思う点は、「健康」に関する多角的な視点と糸口だ。

近代医学が誇る西洋医学は「病気学」を中心にしたものだ。学生時代に「病気」のことを体系的に学び、その原因や解決策を学ぶ。病気学としての知見は速やかな解決に至るために、急性期の医療においてなくてはならないものだ。ただ、病気の原因はあまりにも多様で複雑であり、慢性期での問題の解決において一筋縄でいかない場合が多い。だからこそ、病気学の視点に、「健康学」としての視点が重なり補い合うことで、医学や医療はもっと一人ひとりに寄り添うことができるものになるのではないかと思う。「病気」の原因の解明という〝過去〟への視点とともに、「健康」へ至る道という〝未来〟への視点を重ね合わせていく。

そもそも、病気と健康は対立概念ではなく、互いに補い合う関係でもある。なぜなら、健康になるために病気を経る必要がある場合もあるし、病気自体が健康という理想的な状態とのずれから感じられる概念でもあるからだ。

現代の西洋医学ではとにかく病気について学び、研究を重ねてきた。医療を受ける側の一患者としても、提供する側の一医療者としても、人類が少しずつ獲得してきた叡智だと思う。繰り返しになるが、現代医学を代表する西洋医学は、あくまでも病気学としての病気に関する知見が多いため、健康へと至る道標になりにくいものだ。自分自身が健康であるとはどういうことを指すのか、病気と健康が共存した状態とはどういうことなのか、病気を入り口にして自分自身の健康のイメージを立ち上げていく時、難破しそうな船の中でのコンパスを、私たちは必要としている。

医学、医療、病気や健康に関わる医療者には多くの職種が存在している。国家資格のある職種だけでも、医師、歯科医師、薬剤師、看護師、助産師、保健師、管理栄養士、社会福祉士、介護福祉士、精神保健福祉士、臨床検査技師、診療放射線技師、臨床工学技士、歯科衛生士、理学療法士、作業療法士、義肢装具士、歯科技工士、救急救命士、言語聴覚士、視能訓練士、公認心理師、あん摩マッサージ指圧師、柔道整復師、はり師・

きゅう師などがある。その他にも多くの体や心に関わる職業やセラピストが存在する。

人間の体は実に多くの部分から全体性がつくり上げられていて、まさにこの一瞬一瞬にも複雑かつ精妙かつ絶妙に、全体のバランスが維持され続けている。医療者の専門職でもこれだけ多くの職種が存在しているということは、それだけ多くのアプローチが必要であるということを示してもいる。それぞれの医療者が役割に応じて働くことで全体としてのチームが生まれる。そうした医療チームの規模が少しずつ大きくなることで、病院などの巨大な医療施設へと発展していった。病院というひとつの場に患者を集めることで効率性は上がるが、規模が大きくなることで機動力は落ちるし、画一的な対応になりやすい。病院に行っても、実際の診察に至るまでの待ち時間が長い割に、肝心の診察の時間が短くなることも起きてしまう。病院で働く職員は皆ベストを尽くしているにもかかわらず。一方、患者の自宅に医療者が往診する在宅医療では、効率は悪いかもしれないが、一人ひとりへのきめ細かい対応が可能となる。もちろん、病院に比べると在宅医療の場合は、使える道具も限られるし、シンプルな医療行為だけに限定する必要がある。

医療現場における様々な問題は、医師や看護師の個人の問題を大きく越えてしまっているのが現状なのだろうと思う。医療者は、決められた時間的制約の中で多くの患者を休みなく対応し続けて、心身ともに疲労している。もし不機嫌にしか対応できない医療者がいた場合、問題を個人に求めるよりも、その人の悪い部分を引き出すような余裕のない環境こそが改善すべき問題点なのではないだろうか。個人の問題としてではなくシステムや場の問題として捉え、場の改善をすることで個々人の優しさや思いやりを引き出せる環境づくりへと視点を変えていく必要がある。悪い場の中で個人が働いていると、個人は場の力で能力を発揮できなくなる。働き手の心の余裕こそが、個々の可能性を引き出す土壌となる。これはもちろん、医療現場だけの問題ではない。人が集まることでできる組織、システム、場におけるあらゆる問題は、私たちが創造的に解決するべき課題なのではないだろうか。個と場とが衝突した時、場が優先されると、個は押しつぶされてしまう。

医療の場は、困っている人が元気になってほしい、困っている人の力になりたい、そうした素朴な思いから生まれたものだろう。そうした素朴な優しさが、巨大なシステムや場の論理によって打ち消されてしまっている現状も目の当たりにする。個が育んできた素直な優しさや思いやりのようなものが自然に発芽し、善意が適切に還流する土壌こそが、新たに目指すべき医療の場に必要なのではないだろうか。「病気学」の集大成として「病院」が生まれたのならば、「健康学」の集大成としての新しい土壌（その名前は健康院？　養生所？　保養所？）を耕すことが、今求められていると思うのだ。

いのちの全体像

私たちの「いのち」の全体像を考えてみよう。

「一生」というスパンで見ると、この世界に生まれ、赤ちゃんから乳児、幼児、子どもへと成長し、大人になり、老いを経て、時に病を抱えながら、死ぬことで完結する。

「一日」というスパンで見ると、眠りから目覚め、食事をして排泄をして、仕事や家庭生活を送り、また眠ることで完結する。

一日がひとつずつ積み重なることで一週、一月、一年というスパンになり、その積み重ねの果てに「一生」というライフスパンが完結する。病院での医療は、こうした人生の一部分を切り取って対応することになる。ただ、私たちの人生の全体性は、一日、一週、一月、一年、一生という分断できないひと繋がりの流れの中にある。部分だけで人を診てしまうと、人生という全体像を見失ってしまう。「部分」は、必ず「全体」の流れと分かちがたいものなのだから。

「健康」を学び、深めるためには、常にそうした人生というドラマの「いのち」の全体性へと還り続けながら、「からだ」や「こころ」の全体を見失わない場である必要がある。体の部分に起きていることは、体全体の補正であり、体全体に起きていることも、一日、一週、一月、一年、一生という人生全体の補正である。心にも同じことが言える。ただ、場によっては近視眼的な視点から離れられないこともある。部分に陥りやすい視点を全体性を持った視点へと引き戻してくれる場が必要なのだ。

私たちがどういう場を真に求めているのか。それは、おそらくお互いの対話の中で、心の中にある真の思いを引き出すようにしながら創造していくことになるだろう。個人と個人との、小さくともかけがえのない対話へと常に立ち返りながら、個の「いのち」が常に尊重されるような場を育んでいく。今求められているにもかかわらず、現実に存在しないものは創り出すしかない。それは同時代に生きる人々の共通の課題なのだ。

もちろん、新しいものを創造すると言っても、過去の歴史をさかのぼれば、必ずヒントはある。なぜなら、どの時代の人々も、生きること、生き抜いていくことの中に人生の基本命題があり、その次には「より良く生きること」が、多くの人たちの人生の主題であったことは変わらないはずだからだ。そうしたことは「病気学」としての考えよりも、人生の「健康学」として生きていく中で探求していきたいテーマと多くの部分で重なるだろう。より良く生きることは、まさに心と体の健康を保ちながら生きることに繋がっているからだ。

過去の自分の経験の中で、元気がなかった時、病気だった時、そうした状況からどのようにして抜け出してきたか、自分の経験を思い出してみてほしい。例えば、悩んでいたことを誰かに思い切って話してみた時、好きな音楽を聴いた時、おいしいものを食べた時、食生活を変えた時、旅に出た時、自然の中に身を置いた時、人間関係が変わった時、職場を辞めた時、生き方を変えた時、ものの見方が変わった時、体や心の捉え方が変わった時、死に瀕したことで強烈な生の力がわき起こってきた時。他にも、周囲や環境という場の雰囲気ががらっと変わった時、「個人」が変化した場合もあれば、個人を包む「場」が変化した場合もあるだろう。体や心の切り替わりポイントは事前に予想することは難しいが、実は日常的に起きていることでもある。小さいトラブルを解決し続けていることで、大きなトラブルを事前に回避しているとも言える。そうした事例を、健康学の視点からもっと多く集めて、私たちの健康の本質的な意味を明らかにしていく必要があるだろう。

素晴らしい場の中にいると、心身がリフレッシュされて生まれ変わったように感じる時がある。つまり、心身にとって命が更新されて蘇生するような医療的な働きを感じる場は、いろいろなところに発見できるはずなのだ。そうした経験は誰にでもあるはずだし、個別で些細な事例から健康の本質を深めていくことこそが、多様性を受け入れ変化に対しても柔軟に対応できる医療の場へ育っていくことに繋がる。どんな人でも自分の中に働く「いのち」の力と主体的な関係性を結ぶことができる「いのちを呼びさます場」になるだろう。個人の心や体の健康を考えることは、場やシステム、社会や地球の健康を考えることに通じていく。地球上の生きとし生けるものの〝オープンプロジェクト〟のようなものだ。

私自身、常にそうした視点を忘れないようにして、微細な心身の変化を気づかうことを忘れないように日々暮らしている。毎日訪れる眠りの時間は、自分の感受性を新しくリフレッシュさせ再生させるための生命の知恵だと考えている。一日というスパンを、常に新しい一日、新しい一生の始まりとして迎えてみると、改めて自分自身の感受性に対しても興味がわくだろう。なぜ今、自分は心地よいと感じたのだろうか。なぜ今、自分は心地悪いと感じたのだろうか。頭は満足していたのに、自分の体は拒否反応を示したのはなぜなのだろうか。こうして自分の中にわき起こる純粋な感覚を、頭の理屈で簡単に合理化してあたりまえのものとしてしまわず、新しい発見をするように自分の心を動かし、新たな意味づけを試みてみよう。それは自分を再発見することでもある。こうした自分の心身にわき起こる感覚のいいものも悪いものもすべて、新しい医療への手掛かりとなるのではないだろうか。

支え合い、分かち合う

何かしらの不調が起きた時、「病気があるか、ないか」だけに目を向けるのでは不十分だ。自分自身の体や心の問題を、しっかりと受け止めることなく他者に委ねてしまうと、自分の頭と心身が分離してしまいやすい。頭で合理的に納得することだけで終わってしまうと、体や心、命や人生そのものに当事者意識がなくなってしまい危険だ。だからこそ、何かしらの不調が起きた時には、その不調を厄介なものとするのではなく、まず向き合ってみてほしい。そうした受容するプロセスを経たうえで、病院に行き専門家の判断を仰ぐのか、自分の自然治癒力で治っていくものなのか、その他力と自力との境界線がわかることで、自分だけの「健康」の意味が立ち上がってくるはずだ。

改めて、自分にとっての「健康」とは何なのかを考えてみたい。体の健康とは何だろう。心の健康とは何だろう。健康と幸福が重なる部分と異なる部分は何だろう。

自分自身の健康について今現在の時点で考え直してみた。体の健康は、立ち、歩き、座り、トイレに行き、眠る、という日常動作ができること。心の健康は、毎日を新しい一日として迎えることができる心の状態のこと。自分にとっての幸福は心の健康と重なる点が大きく、体が不健康な時でも心は幸福を感じていることもあり（幼少時の入院していた時はそうだった）、体の健康とは異なる次元にあると考えているようだ。

そうした問いへの答えは、自分自身の力で答えようとトライしてみる必要がある。人生のどこかの段階で、仮でもいいから決めてみることが大事だ。仮の答えと考えれば気は楽になるだろうし、現実と照らし合わせて、いつでも自分なりの答えを更新し続ければいいのだから。

現代医療が「病気学」に詳しく、「病気」の解決法に秀でているのならば、「健康学」への知見や、「健康」への道標は、自分自身の人生と答え合わせをするように、生きながら探していく必要がある。他力としての「病気学」と、自力としての「健康学」が合わさった場所にこそ、これから必要な医療の場は創発してくるのだと思う。

改めて言うまでもなく、「病院」は「病気」に対応する場として必要不可欠なものだ。病院で働くスタッフは身を粉にして献身的に働いているし、西洋医学の恩恵が計り知れないのは事実だ。ただ、病院という施設があまりに多くの問題を一手に引き受けすぎて機能不全に陥っていると思うし、医療者が心身を犠牲にして働く現場も数多く見てきた。

例えば、体がうまく動かない、心がうまく働かない、何かが変だ、過去の自分と比べて全体としてうまく働かなくなっている気がする、そんなふうに全体としての不調を感じた時、あなたはどうするだろうか。こうした時に、「病気」に対応する「病院」だけではなく、個別で異なる「健康」をともに考える新しい場（それは必ずしもプロの医療者だけが担うとは限らない）も、困った時の受け皿として必要ではないだろうか。

生活を一日のスパンで考え直し、人生を一生のスパンで考え直してみると、一日、一週、一月、一年、一生……という一つひとつの流れの中で「病」と「健康」、「不調和」と「調和」といった状態を行ったり来たりしながら、移り変わり続けていることがわかる。私たちの体や心に起きていることとは、暮らしや食生活、人間関係や仕事、社会や自然、地球や宇宙……いろいろなレベルでの不調和や変化が、かたちを変えてあらわれてきているのかもしれない。

人はひとりでは生きられない。だからこそ、人と人とが集い合う場においてて、「優しさ」や「思いやり」のような善意が循環するような場の中で助け合い、補い合い、支え合うことで社会や共同体をつくってきた。人間は、自然界の中で極めて弱い生物だからこそ、人の支えや愛がなければ、生まれて間もなく命を落としてしまう。そんな弱い存在であるのが人間だからこそ、「弱さ」を中心に据えて共同体をつくり、支え合い、この今という瞬間まで命を繋いできた歴史がある。

そして、同じ人間であっても、様々な要因でそれぞれの「力」に強弱、大小など個人差が存在するのは当然のことだ。「体力」「気力」「免疫力」「生命力」……あらゆる「力」があり（あなたの持つ「力」は何だろうか）、その個人差は大きい。そして、どの「力」であっても、多く持っている人が少ない人に分け与え、代わりに自分も不足している力を受け取るのだ。それは、自分の畑で多く採れすぎた野菜を隣人に分け、その代わりに不足している米を隣人から分け与えてもらうように。多くの力を持つ人が、力が不足している人を支えるのが、共同体や社会がつくられてきた本来の目的だ。

それは医療でも同じことが言える。例えば、「体力」「気力」「免疫力」「生命力」を少しでも多く持っている人は医療を提供する側に立てる。体力があれば体は動けるし、気力があれば心は動ける。免疫力や生命力があれば過酷な環境でも活動することができる。そうした「力」が一時的に枯渇した人に対して、手を差し伸べてサポートすることは、多く持った力を分け与え、分かち合う行為でもあるのだ。もし、自分の力が足りなくなったならば、与える側ではなく受け取る側に回ればいい。医療者が常に力を多く持っているとは限らないのだから。

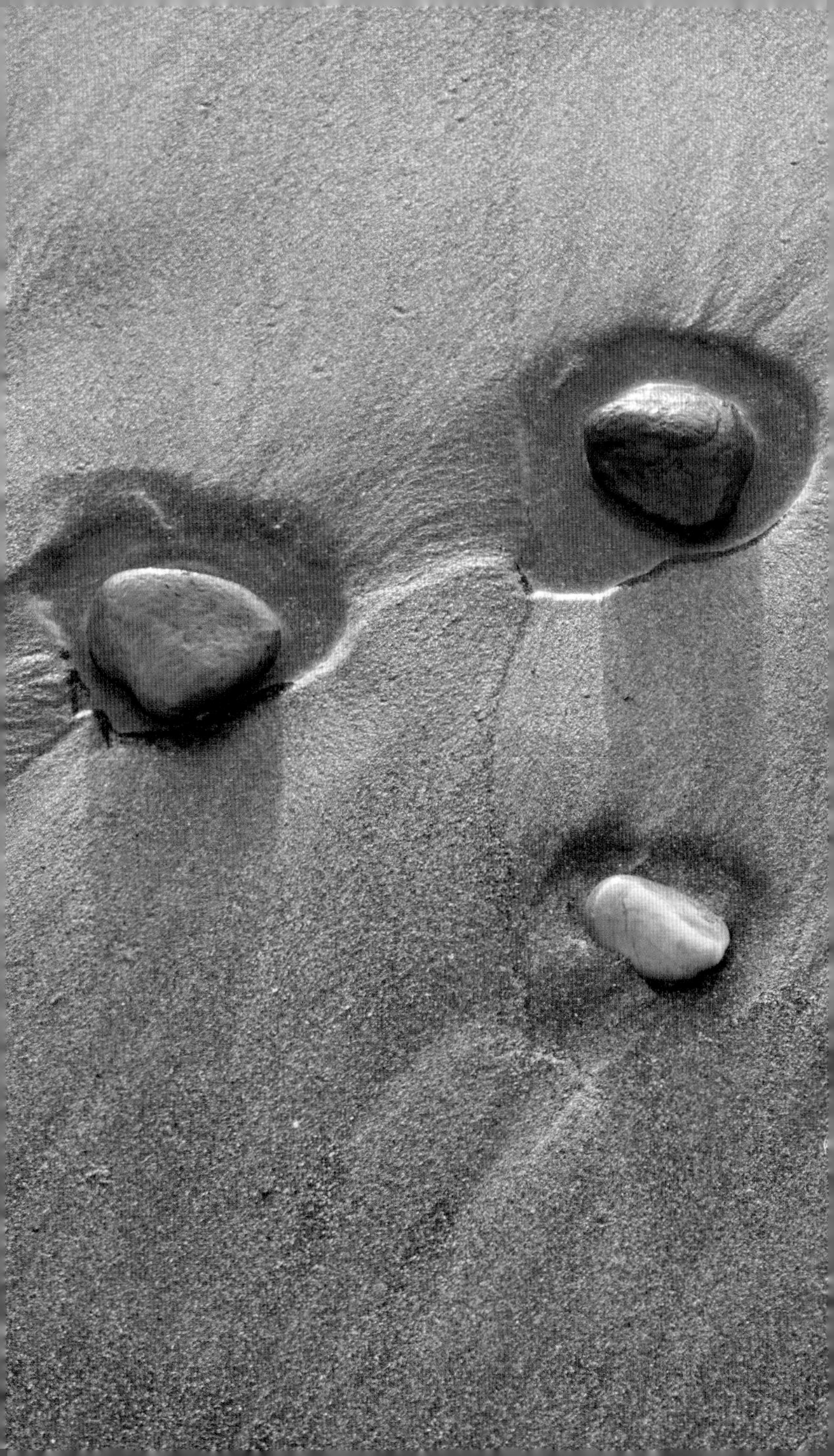

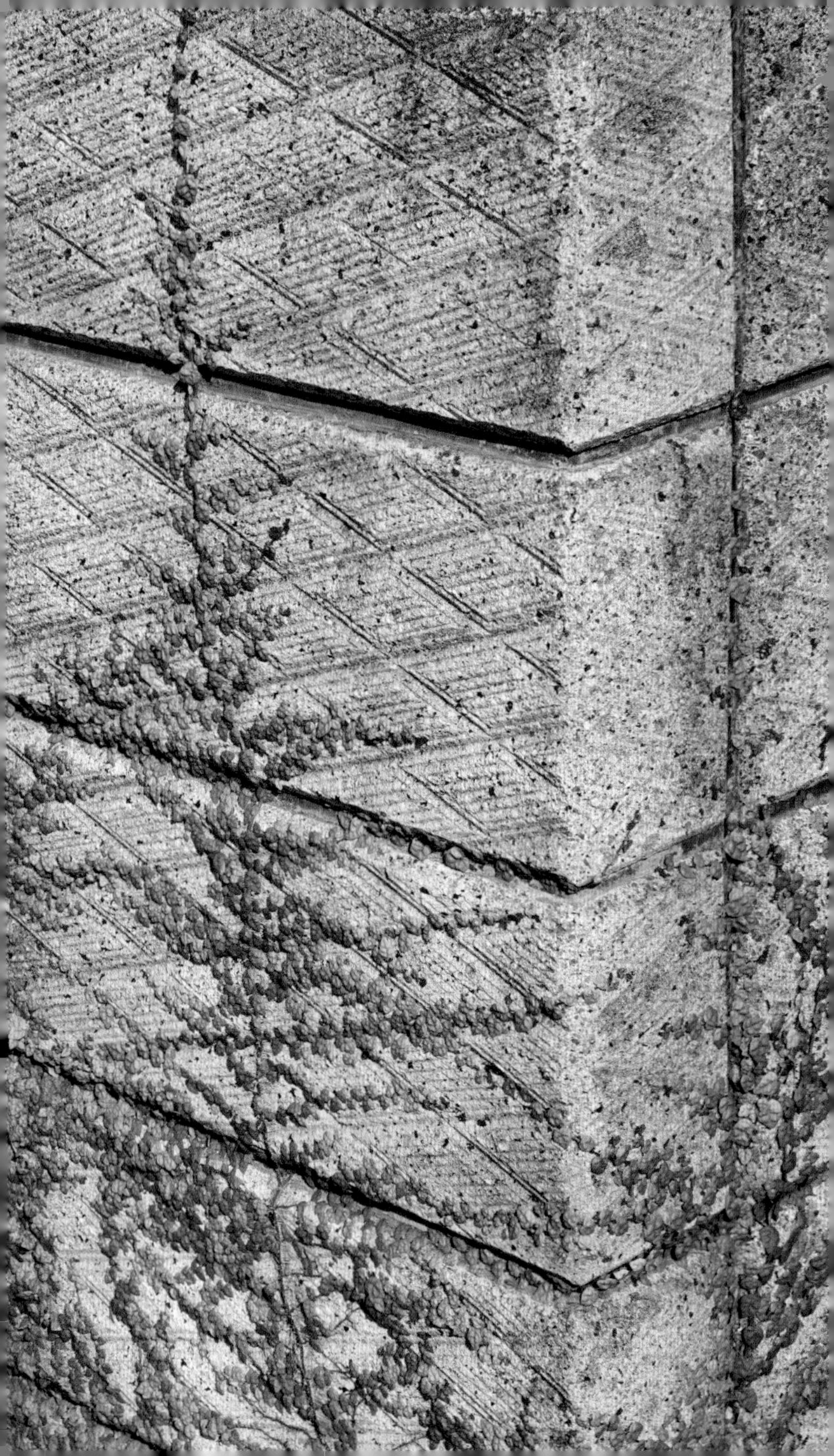

そうしたともに支え合う仕組みこそが医療に求められているのだ。「力」の差の均衡を保つために、規則や法や政《まつりごと》などが一つひとつつくられ、試行錯誤しながら社会は整備されて成熟してきた。そんな全体的な場づくりの中に、医療の場も必要とされた。私たちは、そうした全体的な視点を忘れないようにしながら互いを思いやり、分かち合う素朴な感性を大切にした、新しい医療の場を必要としている。

いのちを中心とした社会

これからの医療で大切なこと。それは、安心できる場や安全な場があること、ただ生きているだけで充分だと思える居場所があること、自分の中で解決しない問題について対話できる場があること、そして自分の中にある「いのち」の働きを阻害されないこと、そうした場を育てていくことだと思う。その働きを知るためには、「生」の現実だけではなく「死」の現実も深く知る必要があるし、体の栄養としての食のこと、そして心の栄養としての音楽や芸術などの文化の働きについても、多くのことを学ぶ必要がある。

なぜ美しいと感じるのか、何に感動しているのか、なぜこの場所を心地よいと感じるのか、そうした感受性が生まれてくる土壌について、自分自身の理解を深めていくことも必要だろう。また、喜びや楽しさというプラスの感情だけではなく、怒りや悲しみというマイナスの感情からも、私たちは多くを学ぶことができる。怒りの感情は何を守ろうとし、何を回避しようとして生まれてきたのだろうか。怒りは破壊だけではなく創造の母体にもなり得るのではないだろうか。悲しみは、何を守ろうとしているのだろうか。怒りの底に悲しみがあるのではないだろうか。悲しみにより、私たちの心はどういう治癒のプロセスを経ているのだろうか。

喜怒哀楽、人間にはいろいろな感情がある。成長していくためには自分のものとして統合していかねばならない。深い人間関係の中で、そうした感情を自分のものにしていく。私たちは、プラスからマイナスまで大きく振れながらバランスを取ろうとする心の治癒力からも、心の全体性の働きや心の健康とは何なのかを、学び取ることができる。

私は、病院とは異なる新しい医療の場をともに創造したいと考えている。今は存在していないが誰かが必要としている場であるならば、私たち自身で創造する必要がある。従来の医療に加え、「健康」を軸にして命の全体性を大切にし、多様な視点から心身の調和をともに探す新しい医療を塗り絵のように重ね合わせたい。

新しい医療の場で忘れてはならないのは、「いのち」を中心に据えるということだ。

「いのち」を扱う医療にとって大切なものは何なのか。それは「いのち」の働き、「いのち」の原理がすべての医療の土台にあるというあたりまえのことだ。経済性でも合理性でも効率性でもない。「いのち」の働きこそが医療の中心に据えられて揺るがない必要がある。

「いのち」は、地球上では少なくとも四十億年の歴史の中で受け継がれてきた巨大な流れだ。あらゆる多様性を生み続けることで過酷な自然環境をなんとか乗り越えてきたし、すべての生命が絶滅する危機を何度も乗り越えてきた。生命の流れが完全に途切れることがなかったおかげで、何かしらの生命がなんとか生き延び続けたおかげで、この現代まで途方もない時の流れの中で命のバトンが渡されてきた。私たちが、今こうして存在して生きているのは、そうした命の流れが途切れていないことの証でもある。

植物も生命のひとつだが、動物と植物は生命の歴史の中で約二十億年前に分かれたとされる。植物がなくなれば、人間を含めた動物の食物連鎖は根元から崩れてしまい、動物は生きることができなくなる。それほど重要な存在が、植物という特殊な生命なのだ。植物は光や水から自分自身でエネルギーをつくり続けることができるのに対して、その他の動物は他の命を食べることでしかエネルギーをつくり出すことができない。植物を草食動物が、草食動物を肉食動物が食べる。人間もそうした命の関係性のひとつに位置づけられる。植物が食物連鎖の底辺を支えることで動物の命を養っているからこそ、生命は互いに存在することができる。地球上に存在しているあらゆる生命が、互いに関係性を結びながら相互に連関し、複雑にして精妙なバランスの全体性を保っている。

「いのち」の原理とは、人間だけに当てはまるものではなく、あらゆる生命との繋がりの全体性の中に存在していることを胸に刻みたい。「いのち」の軸が場の中心に据えられていれば、どんな場からも「いのち」は失われないのだ。場に宿る目には見えない「いのち」を大切にしながら、「いのち」への慈しみや敬意、畏怖の態度を忘れないようにしたい。

医療は社会の縮図でもある。医療が抱える問題は、ひいては社会全体が抱える問題ともひと繋がりの現象である。社会が経済や効率性を中心にしてスピード重視で回っていると、医療も経済や効率性を中心に回転していくことに巻き込まれてしまう。経済を中心軸にした社会は、必ず経済格差を生み、構造的に這い上がれない社会が醸成されていく。私たちは生きている以上、いつでも「いのち」の原理を中心に据えているはずだ。社会が「いのち」を中心にして動いていくことで、私たちは誰もが平等な立場から社会に参加することができるだろう。仲間外れを生まないような、誰にでも居場所がある社会をつくることは、現代社会の問題解決に繋がるし、そのことが医療の問題の解決ともひと繋がりになっている。私たちは、誰もがより良く生きることができる場の創造を待っている。誰にとっても切実な問題である医療の場の創造から、まずは始めてみたいのだ。

第二章　新しい医療の場とは

安らかな場を求めて

私たちの体は、感覚を開いたり、閉じたりしている。ドアを開け閉めするように、窓を開け閉めするように。私たちは体を介して、外側の世界と内側の世界との中間点に立っているのだが、外側の世界へと開いている時は外界と繋がっていて、外側の世界から閉じている時は内界へと繋がっている。

つまり、私たちは感覚によって世界に開かれていて、一時的に閉じることもできるのだ（ただ、完全には閉じることはできない）。

目を開き、目を閉じる。

耳をすまし、耳をふさぐ。

匂いを嗅ぎ、鼻をふさぐ。

味を感じ、味を拒む。

肌で感じ、肌を閉じる。

目は光を、耳は振動を、鼻は空気に溶け込んだ匂いを感じる。遠く離れたものを感じるために。

舌で味わい、皮膚で触れる。舌も皮膚も、近くにあるものを感じるために。近くにあるものは、触れて感じた時には自分との境目がなくなり、繋がる。拒み、閉じる時は境界をつくり、離れる。

都市生活では、感覚を開いていることよりも、閉じていることのほうが多い。なぜなら、都市では、人の密度が高く、密閉された場所が多く、満員電車では知らない人との距離が強制的に近くなる。そうすると、体は体独自の働きを優先させて、自動的に「情報遮断モード」へと切り替わっていく。つまり、体は感覚を閉じていく。その判断は自動（オート）

で行われている。だからこそ、いま自分の体が開いているのか、閉じているのか、改めて意識を向けてみないと、自分自身の体の変化に気づけない。

私たちは、いつからそのような状態に陥ってしまったのだろう。私たちは誰もが赤ちゃんという無垢な状態から生まれてきた。子どもの頃はすべてに対して無防備であり、すべてを無批判に受け入れていく時期だ。心も体も柔軟で変化に富んでいるため、防御したり、構えたり、危険に備えたりする時以外には体を緊張させる必要はなかった。成長するにつれ、体を緊張させるのは、外界に対してわが身を守っていたり、危機が迫った時にすぐ対応できる状態になっていることを意味している。つまり、体が固く緊張している時、体は無意識に外界を脅威とみなし、緊急事態とみなして対応し続けているということだ。

そうした働きは、体が体自身を、そして体が命を守るための優秀で精妙な働きの一環でもある。体は命を守ることを最優先させて働いているので、そのためには感覚を閉じたほうがいいのか、開いたほうがいいのか、最善と思われる判断や選択をし続けている。しかし、視覚への映像や聴覚への音、電磁波など目に見えないものを含め、人工的な情報にあふれた都市生活の中では、感覚を開くべきなのか閉じるべきなのか、体自身が一番混乱していることだろう。

このような日常の中で家庭生活や仕事があり、あらゆる人間関係がある。ふとした生活の息抜きとして趣味や自分自身の時間がある。体が混乱した状態のままで、そうした日常を送っていると、感覚が閉じられたままになっている場合も多い。体の感覚を開いていいのかどうか、警戒し用心し続けているからだ。

私たちは、ただ生きているだけなのに、体はあらゆる場面で警戒し続けている。例えば、外に出ると自動車や自転車が走っていて、ひかれないようにと身を構える。電車に遅れないようにと時間を気にしながら、満員電車に乗る際には、誰かにぶつからないようにと身を構える。職場に行くと、人間関係に気を使いながら、仕事で失敗しないように、人を傷つけないように、嫌われないように、認められるように、場に適した行動をするようにと、常に身を構える。

また、少しの休憩の時間でも休むことなくインターネットの情報につかまってしまい、知らず知らずのうちに頭も心身も疲労し続ける。休憩時間のはずだが、実は休めていない。仕事の合間に慌ただしく食事を取る際も、携帯端末を見ずにはいられない。視覚と頭が画面の向こう側にある世界に熱中しながら食べる時、私たちは目の前にある食事を本当においしく食べられているのだろうか。仕事が終わり家に帰っても、携帯端末から離れられない。

　家族との時間も、各々が仕事に家事にと、日々の疲れを感じているなかで、なかなか互いをいたわることができない。やっと眠ろうと横になっても、頭が働きすぎていてなかなか眠ることができない。慢性的に熟睡できず、どんどん疲労が溜まっているような気がする。寝ても寝ても疲れが取れない。朝起きること自体が辛くなる。

　文章を読んでいるだけで気が滅入るかもしれないが、こうして体も心も日々疲れている。体の感覚が閉じられたまま食事をしても、人と話しても、仕事をしても、絵を見たり音楽を聴いたとしても、体ではなく、目覚めて過剰に活動し外に向けて開いている「あたま」が、まず受け止めることになる。つまり、頭を介して知的に合理的に受け止めようとしてしまう。知識を得るための学習なら頭で理解したほうがいいのかもしれないが、食事も生活も、人との温かい交流も、芸術も音楽も、本来は「あたま」ではなく「からだ」全体で感じ、受け止めるものだ。だからこそ、〝全身の毛穴〟を開くように、まず体の感覚を開く必要がある。外界と内界を繋ぐ通路として。

閉じられたものを開くには、事前準備が必要だ。体全体を、閉じるモードから開くモードへと切り替える必要がある。そもそも、体の切り替えのスイッチは果たしてどこにあるのだろうか。外の世界に対して体の感覚や感受性をオフからオンへと切り替える。閉じた体を開く体へと切り替える。窓を開けるようにモードを切り替えて、外界に向けて自分の態度を表明する必要がある。そのためには、「感覚を開いていいんだよ」と、体に許可を出すことが必要だ。時には実際に言葉を出して意識化してみる。もちろん、心で思うだけでも体はその思いを受け取ることができるから大丈夫だ。そうして優しく声を掛け、自動的に閉じてしまった体の状態を手動で切り替えないと、体は固く閉じられたままになってしまう。

そもそも、なぜ体の感覚は開かれず、閉じられたままなのだろうか。それは、体が感覚を開くと危険な場だと判断しているからだ。だからこそ、体が開かれるためには、そこが体にとって安全な場であることが前提になる。自分の体がおびやかされない安全な場に、身を浸す必要がある。

では、そうした心身が休まり安らげる場は、果たして一体どこにあるのだろう。もちろん、現代にはすべてが失われ壊されてしまったわけではない。私たちの命は本能的に安らぎを求めており、私たちの体も心も、深く安らげる場を本能的に求めては、よりどころとしてきた。

例えば「温泉」や「銭湯」、「保養施設」や「宿泊施設」、「劇場」や「美術館」、「神社仏閣」や「聖地」、「森」や「山」、「海」や「川」などの「自然」の中……。物理的に動けない状況の場合でも、心の世界では冒険の旅に出ることができる。イマジネーションを飛翔させ、想像の森へと深く分け入るように豊かな物語を育み、微小な素粒子のミクロ世界から巨大な宇宙の果てのマクロ世界まで、ズームインとズームアウトを振り子のように往復しながら、自由なイメージ世界の旅に出ることができる。

それらの場所は体が自然に深呼吸をする場であり、心のざわめきが落ち着き、安らぎを感じられる場でもある。

体にも心にも個性があり、それぞれの体験次第ではいいものにも悪いものにもなり得るので、誰にとっても同じ働きを持つわけではないが、多くの人に共通する場もあるだろう。そうした場ではありのままの自分でいることができ、深い安らぎを感じることができる。その場では誰からもジャッジされず、役割や立場で判断されず、過去や未来に振り回されずに今ここに集中できる。場そのものからも受け入れられたような心地になる。安心して身を委ね、全身の感覚を開くことができる。その場にいるだけで生まれ変わるような気持ちになる。体、心、そして命が安心できる安全な場こそが、体を完全に開かせ、ゆるめ、ほどき、ほぐし、休ませてくれる。疲労し消耗している状況から脱することができ、新しい一歩へと踏み出す勇気を与えてくれる。そうした心地よく安心できる場を、私たちは常に求めているのではないだろうか。

もし、そうした場所に実際に行かずとも安らぎを感じるためには、イメージの力が助けになる。イメージは自分自身の経験から生まれるものであり、他の誰のものでもないものだから。理想の場をイメージし、想像の羽を広げる時に全人的な体験がともなう。自分の経験、記憶、感性、知性、理性など、自分の全体性を総動員させるような体験をともなうイメージは、私たちの無意識にある「いのち」の力を意識の世界へとくみ上げるための運び手になる。そうした感覚に身を委ねれば、生まれ変わるような気持ちになることだろう。

医療や福祉の世界は、あまりにも専門分化された世界に閉じて解決策を求めるのではなく、一般社会や他の分野に「開かれて」いくことで、安全で安心な場をともにつくる挑戦が必要だ。ただ生きているだけで充分だと思える場こそが、私たちの命を優しく支え、社会を強くしなやかに支える。そうした安らげる場は誰にでも必要なのだ。生命が「眠り」という時間を必ず必要としているように。そもそも「眠り」も、生命が求める安らぎの時間が内在された精妙な仕組みの一環であり、安全な場がないと「眠り」の時間すら十分にとることができないのだから。

人間の体は私たちの理解を超えた精妙な世界だ。きわめて賢く、思いやりに満ちている。どんな生命も数十億年の歴史を引き継いでいる。だからこそ、安全で安心な場がありさえすれば、「いのち」は自身の力でおのずから立ち上がり、入れ替わり、生まれ変わる。だからこそ、「いのち」が持つ力を最大限に引き出し、呼びさます場こそが求められているのだ。

私たちは、「いのち」本来の輝きや働きを取り戻すためにも、「いのちを呼びさます場」をつくり直す必要がある。

感覚を開き、ずれを感じる

「健康」という状態は、人によって千差万別だ。ひとつの定義で決めることはできない。昨日と今日、今日と明日。去年と今年、今年と来年。心身の状態が日々入れ替わり変化し続けている以上、「健康」という状態すらも、常に変化し続けているからだ。

大切なのは、「違和感」を感じたら、その「ずれ」の感覚を大切にすること。違和感のシグナルは、その人にとっての健康などの大事な指標とずれているかどうかのアラームのようなものだろう。人間の心身は常に変化する場であって、一瞬たりとも止まっているものではない。だからこそ、体や心が自分にとって健康かどうかの判断基準はずれや違和感でしか感じられないものだからだ。波の上でサーフィンをするように、常に変化する場の中でずれとのバランスを取りながら、倒れないようにしながら推進力を利用して前へと進んでいく。

そうしたずれや違和感というアラームに気づくためには、感覚としてのセンサーが自分の外側だけではなく自分の内側へも開いていることが前提になる。自分自身の感覚が閉じたままだと、そもそもずれの存在にすら気づけないことになる。鳴りやまないアラームも空回りとなり体は途方に暮れてしまうだろう。ずれや違和感の存在に気づき、その意味を受け取ることができるかどうか。

その存在に気づけたならば、アラーム音が小さくなるように本来の自分の体の居場所へと立ち戻っていく。思い当たるところから試行錯誤していくしかない。多くは自分の「死角」であることが多く、他者からの指摘やアドバイスが参考になることも多い。アラームに対して素直に耳を傾けることができる態度が、もっとも大切なのである。

そうした本来的な場所にいることが、自分自身が持つ復元力や回復力といった自然治癒力をもっとも発揮できることになるのだ。楽器のチューニングをしないと、楽器本来の音色が鳴らないように、私たちも自分自身の調律を行わないと、本来の力を発揮することができない。

情報化社会の中では外からの情報が過剰になりすぎて、私たちの感覚はむしろ閉じるほうに働いてしまっている。誰かと繋がりたいというのは自然な欲求だが、携帯端末で常時外部と接続し続けていると、過剰な繋がりはむしろ心身の負担になる。感覚のゲートは、外向きにも内向きにも閉ざされていくだろう。繋がりたいという欲求を抱えながら、本当は繋がりすぎを拒み、繋がりたいが繋がることへの恐れを抱く。そうした矛盾の中で心は混乱し、体はどこが心地よい居場所なのかわからず疲弊してしまう。

実際、居心地のいい場では、私たちは思い切って感覚を開くことができ、「あたま」に支配された世界から自由になって心身を解放することができる。それが一時的な避難場だとしても、自分自身をチューニングし調律するための場は絶対に必要なのだ。誰もが自身の音色を奏でるためにも、自分の中心、重心、軸、核から離れてしまった時にホームポジションに戻るための居場所が誰にとっても必要なのだ。

感受性を育てる

自分自身の感受性を高めるためには、「からだ」の感覚をよく見つめることから始まる。そのために東洋では瞑想などの手段が多く発達してきた。仏教では座禅や瞑想を薦めているが、常に外界へと開きっぱなしの目を自分の内側へ向ける準備として行われる「半眼」は象徴的な動作だ。外なる眼と内なる眼のあわいとして。目を完全に閉じると眠ってしまう可能性もあるので、起きていながら（外界）、寝ている（内界）、現《うつつ》と夢のあわいの状態を保つ手段として、「半眼」という身体の型が大切にされてきた。自分の「からだ」の感受性を高めるために「半眼」が適切なのだとすれば、座禅や瞑想などの特殊な行法以外でも日常生活の中でいつのまにか「半眼」になっている時は、個別に思い出されるのではないだろうか。

　頭が疲れて体が休みたい時、頭は起きたいのに体が眠りたい時、頭の想像を超えた体験を体が味わっている時など、自動的に「半眼」になっていることがある。それは外界に向かう頭の働きと、内界に向かう体の働きとがせめぎ合いながら、両者が新しい関係性を結ぼうとしている瞬間でもあるのだ。そうした自動的に「半眼」になっている状態を思い出せば、あなたの体の感受性を取り戻すための日常的なスタート地点にもなる。

体からの入り口が苦手な人は、「こころ」の感覚をよく見つめることも入り口となる。そのために、芸術や美術や音楽など心を介してつくられた作品は、心の動きを感じ合うためにも適切な手段となる。つくり手の心の働きの結果として生まれた作品を介して、つくり手と受け手の心が共振し共鳴現象を起こすようにして、止まっていた自分の心も動き始める。心が動き始めると、心のエネルギーは水路のように乾いた大地を潤し、勢いよく巡り始めることで自分が知らなかった心が目覚めるように胎動し始めたことも感じられるだろう。そうして、止まっていた心が動いていることを感じることが大切だ。「感動」とは、何かを感じた時に止まっていた心が動き始めた時の喜びや驚きの感覚を、言葉として表現したものなのだろう。

「からだ」と「こころ」の感受性には「育てる」という感覚が大事だ。例えば、植物を育てるためには、一度に大量の水と大量の光を当てればいいわけではなく（過量ではむしろ枯れてしまう）、頃合いを見ながら適量の水と光を与え続ける。根を生やす居場所も大切だ。そして、「育つ」ためには待つ時間が必要でもある。動物のしつけや調教とは違う、植物ならではの「育つ」感覚を大切にしながら人の体と心は、根を生やし、芽吹き、花開いて果実を実らせていく。朽ちたものも無駄にはならず、次のサイクルの開花や結実への素材となる。

科学は自分の外側の世界を「変える」ことで発展してきたが、芸術を含めた文化は、自分の内側の世界が「変わる」のだ。「変わる」ことは速やかに起きる場合もあれば、長い人生の中で根を張ってから芽吹くように、ゆっくりゆっくり進行する場合もある。植物が育つためには待つ時間が必要なように、「変わる」のを待つことも大切なことだ。

彫刻家の佐藤忠良《ちゅうりょう》さんが、美術の教科書『少年の美術』（現代美術社）に寄せた一文の中に、美術の役割が静かなトーンで熱く語られている。滋賀県守山市の「佐川美術館」内にある佐藤忠良館の展示室に、彫刻とともにこの言葉がある。それを読んだ時「心が動いた」ので、その場でメモをして大切にしている。

美術を学ぶ人へ　佐藤忠良

美術を学ぶ前に、私が日ごろ思っていることを、みなさんにお話します。というのは、みなさんは、自分のすることの意味——なぜ美術を学ぶのかという意味を、きっと知りたがっているだろうと思うからです。

私が考えてほしいというのは、科学と芸術のちがいと、その関係についてです。

みなさんは、すでにいろいろなことを知っているでしょうし、またこれからも学ぶでしょう。それらの知識は、おおむね科学と呼ばれるものです。科学というのは、だれもがそうだと認められるものです。

科学は、理科や数学のように自然科学と呼ばれるものだけではありません。歴史や地理のように社会科学と呼ばれるものもあります。

これらの科学をもとに発達した科学技術が、私たちの日常生活の環境を変えていきます。

ただ、私たちの生活は、事実を知るだけでは成り立ちません。好きだとかきらいだとか、美しいとかみにくいとか、ものに対して感ずる心があります。

これは、だれもが同じに感ずるものではありません。しかし、こういった感ずる心は、人間が生きていくのにとても大切なものです。だれもが認める知識と同じに、どうしても必要なものです。

詩や音楽や美術や演劇――芸術は、こうした心が生みだしたものだといえましょう。

この芸術というものは、科学技術とちがって環境を変えることはできないものです。

しかし、その環境に対する心を変えることはできるのです。詩や絵に感動した心は、環境にふりまわされるのではなく、自主的に環境に対面できるようになるのです。

ものを変えることのできないものなど、役に立たないむだなものだと思っている人もいるでしょう。

ところが、この直接役に立たないものが、心のビタミンのようなもので、しらずしらずのうちに、私たちの心のなかで蓄積されて、感ずる心を育てるのです。

人間が生きるためには、知ることが大切です。同じように、感ずることが大事です。

私は、みなさんの一人一人に、ほんとうの喜び、悲しみ、怒りがどんなものかがわかる人間になってもらいたいのです。

美術をしんけんに学んでください。しんけんに学ばないと、感ずる心は育たないのです。

健康を取り戻す

その場に行くだけで、その場にいるだけで、私たちが健康になる場とはどういう場だろうか。

疲れた体だけではなく疲れた心にも十分な休息が必要である。身を構えたり、気を使う場から一度距離をとり、体も心も本当に安心してくつろぐことができる安全な場に身を寄せることがまず大事だ。ただ生きているだけで充分だと思える居場所にいることで、自分の体や心は自己治癒へと取り組むことができる。深く眠るためには安全な眠りの場を体が求めているように、心も深く眠りにつく環境を求めている。心も仮眠続きだと疲れは取れない。心が常に否定的な感情を出し続けている時には、心の環境整備が必要だということを告げている。

もしひとりだけでは解決できない問題に心が直面している場合には、「他者との対話」を行うことで自分の心を動かし、異なる視野を得て心が新しい解決策を見つけるための道筋をつくることが必要なのだ（そう考えると、対話者の心得としても、自身の「心が動いている」状態で話を聞くことが相手にとって必要だということがわかるだろう）。

植物が光の方向へと茎を伸ばしていくためには光や水や土壌の適度な

環境整備が必要であるように、心も働きやすい場の中でこそ、光を求めてたくましく育っていけるのだ。人と人とが仲間と思え、思いやりが巡るような健康的な繋がりを持ち、互いの過不足した力を補い合い助け合える場を、ともに創造していく必要がある。私たちに芽生える負の感情や反感という〝種〟ではなく善意や共感の〝種〟に水を与え、太陽という宇宙からやって来るエネルギーを一身に浴びるように光を当て、豊かで多様な生物が共存する土壌を耕して、場そのものを育てていくこと。

それぞれの個性に応じて自分の体や心の力を発揮し成長できる場を、私たちは必要としている。人は生まれてから死ぬまで、時には急速に、時にはゆっくりと変化し成長し続けている存在なのだから。もし今自分の周りに存在しないのならば、私たちの力でつくり上げる必要があるだろう。新しい場の創造は、なにもゼロからつくるわけではない。今の時点でも、先に挙げたようなことが実現している場は規模の大小を問わずに数多く存在しているはずだから。そうした場を再発見したうえで、場を大切に育みながら、場と場とが緩やかに繋がっていけばいい。

そのためには、なぜそうした場が生まれ、その場が続いている理由は何なのだろうかと、場が成立した特徴を考える必要がある。場というものは不思議なもので、特定の地でしか成立しない場合も多い。他の場所に同じようなものを移植したとしても、うまく根付かないこともあるのだ。それは植物を違う土地に植えても根付かないことに似ていて、風土や生態系などあらゆる要素が場や土地を成立させる前提として存在しているからだ。周囲の環境や関係性も含めた場の全体性へと目配りをしながら、場が持つ力を再発見していく必要があるだろう。

変化し続ける環境にも常に適応し成長していくような場。そうした観点が、新しい医療の場を創造する大きなヒントになるし、地域や共同体という生活する場の創造にも繋がる。どんな人であっても、体や心が心地よいと感じられる居心地のいい場所を求めている。ただいるだけで心と体の全体性が取り戻せる場。くつろぎ、安心、安全でいられる場。生きているだけで充分だと思える場。自分が思っていることや感じていることを自由に表現できる場。対話によって未知のものを探り合い互いに深め合える場。そうした無条件でここにいてもいいと自然に思える居場所を求めながら（時には渡り鳥のように探しながら）、誰もが生きているのだから。

本能的に体や心が求め惹かれる場こそが、従来の病院という枠組みとは違ったかたちで「健康」を取り戻す場になるのだろう。「健康」は、自力でみずから調和を求める力と、他力としてのその場にいるだけでおのずから整っていく力との無理のないバランスの中で成立しやすい。自力とは「健康」に関して自分で考え、自分なりに工夫して試行錯誤してみること、他力とは「健康」な場に身を委ね、自分以外の力にも頼ってみることである。自力と他力は対立するものではなく、補い合うものだ。その自力と他力が合わさった「あわい」にこそ、新しい医療の場は生まれるのではないだろうか。そうした「いのち」の力がもっとも発揮できる場の実現に向けて、私たちはあらゆる知恵を出し合う必要があるだろう。

安心で安全な場

医療にはいろいろな役割がある。人々が安心して暮らせる社会の基礎にある医療や福祉は、人々の健康を守る社会基盤として大きな役割を果たしている。病院をはじめとする治療の現場だけではなく、個人を癒したり元気にしたりする役割も必要だし、共同体の中で人が集い、安心を与える場としての役割も必要だ。そうした、社会やコミュニティといった共同体の中で「安心」を担保する場は、医療の働きを持つ場になり得る。そうした時には「病気学」を扱う「病院」のイメージで考えるより、「健康学」を扱う場として考えてみてほしい。そうすると、実際には多様な場が私たちの心の健康のために大きな役割を果たしているのだと気づくだろう。

ある場にいるだけで、体や心が満たされ、時には再生して生まれ変わったように感じられる時、体や心の立場からすれば医療的な働きを持つ場だと言える。そのためには、あえて医療の枠内に限定して発想する必要はない。社会の中で「いのち」の力を呼びさまし、心身の「健康」へと誘う場、ただそこにいるだけで活力が生まれて元気になる場、と考えてみてほしい。

例えば、疲れた時、ふと気持ちを切り替えたい時に思わず立ち寄る場所。趣味であったり、好きなもの、熱中するものであったり、童心に帰れる場であったりもするだろう。そういう場所を求めて旅に行く場合もある。その人にとって特別な場はそれぞれ個別に異なるだろう。

もし、今現在の生活の場、職場、人間関係の場、そうした場の中で息苦しいと感じられることがあれば、そうした一時的な「避難場」は誰しも必要だ。あらゆる点で完璧な場は存在しないのだから。避難場というと否定的な印象を持たれるかもしれないが、自分自身の本来の体勢を整えるための安全地帯を確保する場と捉えてもらってもいい。ある人にはバーチャルリアリティの世界が、そうした安全で安心な場になっている場合もあるだろう。

避難場には、やはり戻っていく場所（ホーム）の存在が前提になっている。だからこそ、戻っていく日々の暮らし、そしてその環境である街自体が、「健康」になれる場であればどんなにいいだろうか。どんな街でもどんな場でも完璧な場は存在しないが、全体性が保たれている場は存在するだろう。完璧さよりも全体性を保つために大事なことは、自分自身が場の創造を担う一部として積極的に関わっているかどうかだ。暮らしの中で自分のバランスが取れるように、どんな場にいれば自分が生きできるのか、自分と場とのバランスも考えていく。その街で暮らして日々を送ること、生きて生活することがそのまま「健康」へと繋がる場や街づくりをこそ、私たちは求めているのではないだろうか。

本書で、近い未来に新しい医療の場となる可能性を含んでいると私が思うものを紹介するのは、自分の思いを開くことで日本中や世界中のあらゆる実践や実験の場のことをもっと知りたいと思っているからだ。自分の内側で渦巻く祈りや願いのようなエネルギーを、外側の世界へと明確に発信することで、きっと誰かの心の深層へと届き、共鳴し共振する〝種〟になるだろうと強く信じているから。

医療現場の中で、明確な答えが出ないながらも日々悩み考えていた新しい医療の場へのイメージや、悩み考え続けたプロセスは消え去ったわけではなく、自分の無意識の世界へと移動してエネルギーとして蓄積されている。その蓄えられたエネルギーが何かを触媒として地下水が引き出されるように地上へと水路の道が開かれていった時、何かしらのかたちとなって地上に顕現してくる。だからこそ大切なことは、無意識に蓄積した思いを「腐敗」させずに「発酵」させることなのだと思う。

日本における寺の役割

頭の理屈を超えて、自然に体や心が「健康」を感じられる豊かな場のひとつは、「自然に体や心がゆるんでしまう場」でもあるだろう。では、あなたの体や心が思わずゆるんでしまう場とは、どういうところだろうか。

例えば、私は「温泉」「銭湯」や「寺」に行くと、自然に体がゆるむのを感じる。頭の支配を振りほどくように体が明確な意思を持って体自体の働きで勝手にゆるみ、ほどけ、くつろいでいるのを感じる。

ここで日本における「病院」と「温泉」「銭湯」「寺」の数を比較してみたい。

病院は約11万施設ある。そのうち、入院ベッド20床以上の病院は約8千施設、入院ベッド20床未満の診療所が10万2千施設ほど（ちなみに歯科診療所は7万施設）。それに対して、温泉は約2万5千施設（その中で銭湯、公衆浴場は約4千施設）、寺は約7万7千社（神社は8万5千社）もある（厚生労働省「医療施設動態調査2018年3月」、環境省「環境統計集2019年6月」、文部科学省「宗教統計調査2019年12月」より）。つまり、温泉施設と寺を合わせると、病院と診療所を合わせた数に近いのだ。

寺はかつての日本で人が集う場を形成する意味において、極めて重要な役割があった。仏教がある種の聖域（アジール）だったからこそ、利害や立場を超えて人々が集まりやすい中間帯（マージナル）として機能していたのだろう。しかし、明治維新での廃仏毀釈《はいぶつきしゃく》（国家神道を前面に押し出すため、神と仏を分離して仏像を破壊した）により、寺の役割は急速に衰退した。

もともとは、「寺子屋」という言葉自体が示しているように、過去には寺こそが学びの場でもあった。体や心を学ぶ自己教育は予防医療へと繋がっていると考えてみれば、江戸時代の寺は医療の場を包含したものだったのだと思う。また日本文化や「道」の思想を支える根底には、仏教の考え方が深く根付いていた。

仏教において「悟り」とは、ニルバーナ（Nirvāna）の境地を目指すことが大切だとされている。ニルバーナという言葉は「涅槃《ねはん》」と訳されているが、この訳語では真意が伝わりにくい。偉大な仏教学者である中村元《はじめ》はニルバーナを「安らぎ」と訳した。仏教での「悟り」の身体感覚として近いのは「安らぎ」の体感なのだろう。温泉で体も心もゆるんだ時や、寺で座禅や瞑想によって「からだ」や「こころ」の働きをまっさらな状態から学び直す過程で感じる身体感覚は、まさに「安らぎ」(ニルバーナ)の境地と言えるのではないだろうか。

また仏教では「幸せ」を「安心《あんじん》」と呼び変えていた。ブッダは「愛」という言葉は誤解を生むことがあると考え(個人の都合のいい解釈で、支配欲にも利用され得る)、「慈悲」という言葉に言い換えて、手垢の付いた言葉に縛られることを注意していたように。

「安心」とは、心が安定することこそが、幸福な状態を生む母体であり、同時に目指すべき状態でもあると考えていたのだ。心と体は同じもの(心《しん》身一如《しんいちにょ》)と考えられていたため、心や体が安定することが、安心(安身)

に繋がると考えられていた。だからこそ、仏教ではお経や仏典含めて多くの言葉にあふれているが、心の安定が始まりになければ、そのうえにどんな知識を積み上げてもすべて意味がないものだと繰り返し教えている。

そのために座禅という身体的な行為で安心（安身）を保つために「調心」「調息」「調身」が大切にされる。心を調えること、息を整えること、身を整えることが座禅という行為の中に集約される。「いのち」の働きとしての心身の自己調節機能に委ね、心と息と身を整える3つの働きが、座るという行為の側面として（バラバラなものではなくあくまでも全体的なものとして）、同時になされていくことを伝えている。

もともと、仏教には医学的な役割も多くあった。仏教自体が心の科学とでも言うべきもので、心理療法の先駆けのような部分が大きい。心の安定（安心）のために、八正道《はっしょうどう》（正見《しょうけん》「見る」、正思《しょうし》「考える」、正語《しょうご》「話す」、正業《しょうごう》「行動する」、正命《しょうみょう》「生活する」、正精進《しょうしょうじん》「努力する」、正《しょう》念《ねん》「気づく」、正定《しょうじょう》「集中する」）を守って自分自身の体で実験して確かめることが提唱されているし、飛鳥時代に仏教が伝えた文化は、医学、薬学、建築、哲学、道徳、芸術……あらゆる文化を含んだ総合的なものだった。

仏教では個人の心の「安心」の必要性を説き、社会の「安心」のために寺という場を建てた。江戸時代には、人が集う場としての寺の役割は大きかった。当時の日本は世界でも有数の識字率を誇り、多くの庶民が読み書きそろばんを学んでいたが、その学習の場が寺であり、それが「寺子屋」でもあったのだ。

そうした寺の役割から見ても、日本での仏教は宗教以上の役割を担っていた。仏教で伝えられていることが日本文化の哲学的な支えにもなっているため、多くの文化と仏教は分かちがたく繋がっている。例えば、禅僧であり仏教学者でもある鈴木大拙《だいせつ》も、茶道、華道、書道、能楽、庭園、書画など日本文化の理論的基盤は禅哲学であり仏教の教えであると指摘している（『禅と日本文化』鈴木大拙著　北川桃雄訳　岩波新書）。

例えば、禅の教えで大切にされることとは、主体と客体（自分と他者）を分離しないことであり、それは自分と自然とを一体のものとしてバラバラに分離せずに捉えていくことにも通じる。そして、言葉や概念などの「あたま」の論理でこの生きた世界を分離し分割しカテゴリー化するように分けていくことを拒み、すべての繋がりを一体のもの（一如）、全体的なものとして捉え直し続けることを大切にしている。

西洋哲学が「存在論」としての哲学だとすれば、仏教を含めた東洋思想は「関係論」としての考えとでも呼ぶべきものだ。一個一個の独立した「存在」を考えるよりも、その「存在」を成立させるために必要となる周囲の関係性や環境という全体性をこそ大切にする。

例えば、「コップ」という存在に注目するよりも、コップの素材、つくった人、運んだ人、売った人など、その存在を成立させるために必要な条件に注目し、そうした関係性の網目の全体像を大切にする。「関係論」はドーナツの穴のようなもので、ドーナツの穴は触ることもできないしそこに実体はないものだが、ドーナツの輪郭が存在することで、穴という存在が結果的に浮かび上がってくることに似ている。「自分」という存在もドーナツの穴のように曖昧なものであり、「自分」を成立させるために必要なあらゆる関係性の結果として立ち上がって来るものだ。

「自分」を成立させる関係性とは、例えば肉体を構成している物質的な元素もすべてそうだし、「いのち」が育っていくために必要なあらゆる条件としての関係性、そして「自分」という生命が誕生する前提となる歴史的な時間の条件としての関係性までもが含まれていく。そうして自分が想像して実感を持てる限りのあらゆる関係性を受け止めたうえで、「自分」というドーナツの穴を受け止めてみることを提案しているのだ。

仏教が持つ一如（全体性）の哲学、関係性の重視、言語や概念ではなく体験による理解の重視など、そうした仏教の考え方の特徴が、不可視の哲学となって、日本文化を根底で支えている。

仏教の言葉は、そもそも日本語の中にも多く交じり合っているので（例えば、安心、挨拶、意識、以心伝心、一蓮托生、因果、因縁、縁起、往生、我慢、愚痴、玄関、御利益、精進、世間、醍醐味、大衆、内緒、馬鹿、不思議、煩悩、未来、妄想……本来的な意味をどれだけご存じだろうか）、日本語を話しているだけでも無意識に仏教の考え方に触れていることになる。言葉によって私たちは思考しているので、日本語を使っているだけで自然に仏教的な考えへと近づいていくのは当然のことでもあるのだ。

そうした背景を考えると、文字を学ぶ場であり、学問の場であり、頭の理解よりも体験を重視した「寺」という場所は、私たちの暮らしが「あたま」優位に偏っているバランスを取るために極めて重要な役割を果たす可能性があるだろう。

もともと、神社仏閣が建っている場所は、植物や木が生き生きとした生命力に満ちた場を発見したことに始まったのだろうし、場を守り、場を保ち伝えるために鎮守の森として大切にしてきた場が神社・寺などの聖域と呼ばれ、受け継がれてきた。

自然の力は私たちの「からだ」や「こころ」、「いのち」の力を呼びさまして、眠れる無意識を活性化させる。自然が持つ奥深い力の働きの一環として、体や心はゆるみ、和らぎ、伸びやかになり、大いなる生命に守られているようで安心する。そのうえで、自然への畏怖をも感じ、自然との共生的な暮らしや生命の一体感に対して敬虔なる気持ちがおのずから生まれてくる。自然の力が、内なる自然治癒力という内なる自然を呼びさますように。

自然の働きに逆らわず損なわず汚さないように、むしろ人間の手が入ることでより自然が生き生きとするような関係性を結ぶことこそが、自然と人間との理想的な共生の姿だろう。その考えや行動は、私たちが内なる自然である体とどのように付き合っていくかということと「一体」であり、分けられないものなのだ。

ホスピタルアート　病院と芸術

「ホスピタルアート」という言葉を聞いたことがあるだろうか。病院の中で、アート（芸術）の力を生かそう、という試みのことだ。わかりやすく言えば、殺風景な病院の空間に美術作品を配置したり空間自体を美術作品のようにすることで、医療の場の空間を創造的につくり変えていく。もちろん、美意識は個別的なものだからパブリックアートは難しい面も多いのだが、特定の個人ではなく多くの目にさらされるからこそチャレンジし甲斐があるとも言える。

欧米では「1% for Art（1％フォーアート）」という考えがある。公共建築などにかかる費用の1％をアートのための費用として必ず使おうというものだ。私たちが税金を国に納め、その恩恵として公共空間の道路や公園を享受できることと同じように、社会サービスの一環として心の健康のために芸術を享受するのは当然であるという考え方でもある。

１９５０年代のフランスで、「1% for Art」の考えが学校に導入されたことから法制化へと動き、国家予算の１％を文化予算にあてるという考え方にまで広がった。１９６０年代にはその他のヨーロッパ諸国やアメリカでも「1% for Art」の考えが採用され始め、アジアの中では韓国や台湾で法制化されている。さらに、アメリカではアートの枠組みが、演劇やダンスなどのパフォーミング・アーツ（舞台芸術）にまで広がって受け止められており、文化や芸術が社会全体に与える見えざる活力や影響力を大切にしていることがわかる。

「1% for Art」の考えは、公共的な場をつくる時、場の「全体」と「部分」との関係性を改めて考えさせてくれる。とくにスウェーデンは、「1%

for Art」の考えのもとにホスピタルアートがあたりまえの要素として浸透している。例えば、１００億円の病院をつくる時に1％にあたる1億円をアートの費用に使うということがあたりまえだとすれば、医療の場づくりの発想は根本から変わるだろう。あらゆる公共の場に必ずアートが組み込まれていくことは、体の中を血液が巡るように、社会の血流の血潮としてアートが脈動するきっかけとなる。

病院を歩いているだけで、呼吸するようにアートに込められた「力」が心を動かしてくれる。病院という特殊な心理状況に陥りやすい場の中で、少し心の余裕が生まれる。私たちの心は環境から膨大な影響を受けるため、人工的な空間が大きくなればなるほど心への影響も大きくなる。医療や公共の場はもちろん、私たちが生活するあらゆる空間は、もっと「いのち」の視点から考えてみる転換点に来ているのではないだろうか。

香川県善通寺市にある「四国こどもとおとなの医療センター」は、アートを医療の現場に取り入れようとしている先進的な病院だ。ホスピタルアートディレクターとして活躍される森合音《あいね》さんや同病院の活動は、テレビ番組でも取り上げられた。病院というあらゆる職種の人たちが働く総合的な場で、ホスピタルアートディレクターという専門の役割を持った人の居場所があることは、より良い医療のためにはアートが必要である、という宣言でもある。以下に森さんが掲げたコンセプトを紹介する。

MAMA ENE HOSPITAL（母なる自然エネルギーに包まれた病院）

コンセプト

病と闘うために、日々細分化され進歩し続ける力強く父性的な医療という営み。その中にあって病院におけるアートの役割とは時に闘うことを離れ、そこで起こるすべての営みを根底からありのままに受け止めるという、もうひとつの母性的な視点（まなざし）として存在することだと考えています。

森さんが考えるアートディレクターとしての仕事は、「場」が抱えている問題をともに出し合って、その課題解決のアプローチとしてアートを取り入れている。アーティストも、課題解決のメンバーとして位置づけられている。だからこそ、ホスピタルアートをつくることは、場づくり、病院づくりのプロセスのひとつでもあり、その過程においては全員が共同し、創造する当事者として参加することになる。それは医師や看護師だけではなく医療ボランティアも含めた医療スタッフ、そして患者やその家族など全員が含まれたものだ。初めての院内作品でもある楠の壁画は、アーティストがすべてを描くのではなく、アーティストが監修をして、院内の医療スタッフ、患者、ボランティアが同じ立場で参加してつくられた。そうして現場を巻き込むことで、アート作品という結果だけではなく、創造のプロセスも含め、誰もが関係のあるものへとした。

他にも、院内を歩くと病院の壁に小さい扉があり、その扉を開けると誰もがプレゼントを受け取れる場所を設けている。このことは患者の孤独感や疎外感を解放する身体的な体験になるだろう。そして、こうした手づくりのプレゼントを元患者の方がつくってくれていることも多いのだという。その時、つくる側も受け取る側もそこに上下や優劣の関係はなく、アートを介してお互いが励まし合い、助け合う環境がつくられている。善意や優しさの水路として、アートが機能しているのだ。それは、今の医療の場に欠けているものだからこそ、もっとも求められているものだと言えるのではないだろうか。

ホスピタルアートは、単純に美しい、心が和らぎ安らぐと感じるだけではなく、私たちの中に潜む創造の種を発芽させ、未知の力を引き出すという意味においても、極めて重要な働きを持っている。

私たちは何か思いを抱えていても、その思いを適切に表現する通路を持っていない。思いとして潜在している心のエネルギーが外に出たいともがいている時、そこに適切な水路をつくることで、水が流れ出して心に満ちあふれるように循環し環流する。そうした無意識の暗い井戸から、表の世界へと地下水をくみ出すこと、その行為自体が表現だ。自分の心の中にあるものは何なのか、自分は何を感じ何を思っているのか、自分を形づくる鉱脈を掘り当てながら、種が芽吹くような思いを発露する表現がある。生きること、生きる態度、人生の態度そのものが表現の一環でもある。他者の表現を見て感じるだけでも、自分の無意識は強く活性化される。流れが止まっていた無意識は刺激を得ることで胎動し始め、心の水路に水が流れ始める。

心の水の流れが滞ってしまうと、「いのち」の働きが阻害されてしまう。流れを阻んでいる原因を探して問題解決をすることも大事だが、まず最初に必要なのは、今までになかった新しい流れの水路をつくることで、心が少しでも動き始めることだ。新しい水路の流れは、今まで行き場がなかった小さな流れを集め合流しながら、少しずつ力強い流れへと育っていく。新しい水路が流れ出すこと自体が心を動かし、心の動きから自然に生まれるものこそがその人の表現であり、その人の芸術や人生となるのだ。

画家の猪熊弦一郎氏は、「美術館は心の病院」という言葉を残し、香川県に「丸亀市猪熊弦一郎現代美術館（MIMOCA:Marugame Genichiro-Inokuma Museum of Contemporary Art）」という場をつくった。

猪熊弦一郎の絵を見ていると、画家としての内部における闘い、古い自分を乗り越えて新しい自分になろうと動き続ける闘いが、すべての線と絵の中に込められているのを感じる。敵は外にはいない。内部にしかいない。自己との闘いしかない。一枚の絵は静かに画家の思いを放射し続けている。絵に潜む無言のメッセージは、私たちの無意識を静かに、時には激しく揺さぶり、「いのちを呼びさます力」となるのだ。

画家は、誰よりも多くの線をひいている。顔を描き、人を描き、自然を描き、イメージを描き続けている。人生をかけて、何度も何度も。何万回、何十万回、何億回と線をひいているだろう。その試行錯誤の軌跡は、すべて経験の蓄積として描き手の中に蓄えられ続けている。その膨大な積み重ねが、ミリ単位で調和と不調和とが反転することを体験知として知っている。だからこそ、一本の線にも膨大な過去の線をひいた経験が重なり、その一本の線にすら感動することがある。描いては消し、描いては塗りつぶし……そうした気の遠くなる行為がすべて込められているからこそ、見ている側も自然に心は動き、心は勝手に呼応して反応する。

絵画を含め、プロのアーティストの作品を見ることで、私たちの動かずに止まっていた心が揺れ動くことがある。病で気が滅入り、気力がわかなくなってしまった時、理屈を超えた影響を心に与えることがある。ホスピタルアートとして、病院という医療の場の中に、アート作品があることは、そうした効果もあるだろう。もちろん、アート作品はどんな人にも万能で優しいものだけではない。アートは不快で危険な感情を体験させるために存在している場合もあるし、世界中でたったひとりのために存在するアート作品もあるからだ。

そして、アート作品が個人のためだけではなく場のために必要な場合もある。四国こどもとおとなの医療センターでの実践のように、医療の場にいる人たちが医療者や患者という立場を超えてともに助け合い、心を寄せ合うための手段としても、アートは潤滑油のような働きもしてくれるだろう。

ホスピタルアートの意義は、アートが触媒となることで、あきらめかけていた「新しい場の創造」の呼びかけをこそ、しているのではないのだろうか。「いのち」への純粋な思いを腐らすことなく、発酵させて深みのある意義あるものとして立ちあらわれてくるように。それこそが、まさにアートの秘儀なのだから。

体がゆるむ場　温泉・銭湯

古くから温泉に恵まれていた日本には、温泉にまつわる神話や伝説がたくさん残っている。温泉の効能や成分がわからなかった時代には、地中から湧き出る温泉は傷を癒す神の湯と考えられていた。実際に、日本には「湯治」という文化があり、文字通り「湯で治す（治る）」ことである。「湯治」という「場」の力によって心身が治癒することを体感していたからこそ、近代の病院というシステムが生まれる前から湯治文化は大切に受け渡され続けてきた。温泉、湯治というかたちで地球のエネルギーを受け取ることは、心身の治癒だけではなく、地球と人間とが一対一で丸裸で対峙する儀式のようなものではなかっただろうか。

東京・豊島区駒込に「殿上湯《でんじょうゆ》」という銭湯がある。

この銭湯は、地下135mからくみ上げる天然水を備長炭で沸かしていて泉質が素晴らしいのだが、音楽イベントなどの人が繋がり合う場も定期的に開催し、人が緩やかに集う場をつくっている。さらに、オーナーの原さんご一家は、家庭内暴力や自殺未遂、家出をして行き場がない人たちを無償で受け入れ、一緒にごはんを食べ、銭湯に入り、ともに暮らすことで、本人の力で自立して生きていけるようになるまで支えている。個人では難しいことも、家族というチームの力で無理のない範囲で実践されている。

原さんによると、「温かいごはんを食べて、温かいお風呂に入る。それだけで人は少しずつ癒されて元気になっていくんだ」とおっしゃっていた。その洞察は体や心の本質、治癒や健康についての真理を突いていると思う。児童相談所や地元の学校の人たちも一目置いている銭湯が、地域の健康を担っている。

殿上湯での「家族」の定義は、同じ屋根の下で、ごはんを食べて、お風呂に入って、寝れば、それはすでに家族だ、というものだ。原さん家族は、そうして「家族」を拡張することで、困っている人、居場所がない人たちも「家族」の一員として大切にしている。

昭和、大正、明治、江戸……少し前の時代までは、温泉や銭湯、神社仏閣をはじめとして、立場を超えて人が集うことができる場が数多くあり、地域の人たちはまさに家族のように飾らない「裸の付き合い」をしていた。時代の急激な変化と都市化の中で過去の共同体は急速に壊れていき、立場が弱く居場所を失った人は、どこにも行き場がなくなっている。今の社会にはセーフティーネットが少なくなってしまっている。

心に傷を受けた人たちは（それは誰にでも起きることだ）、その傷が癒えていくまで、人間が本来持っている温かさを滋養としながら回復していく時間や場所が必要だ。繭の中のように生まれ変わるための安全な場。病院や児童相談所もフル稼働でがんばっているが、キャパシティを超えていて、適切にその役割を果たせないでいることも多い。

なぜそのような活動を始めたのか原さんに聞いてみると、「お互い様」「おかげ様」「逃げ場をつくる」という言葉が会話の端々から返ってくる。おそらく、頭の中で打算や利害を考えて動いているのではなく、心が感じるままに動いている身体的な感性なのだろう。原さん家族の言葉はシンプルで、真理や愛をまっすぐに実践されている日常に感動する。友情、人情、愛情など、「情」という水脈が流れていないと私たちの繋がりは便宜的で乾いたパサパサした関係になる。

　時代が急速に変化し続けているからこそ、私たちの生きる社会や共同体の中に、緩やかに責任を分担しながら支え合う場所が必要なのだ。そして、それは各々の役割や能力の範囲内で、工夫さえすれば何かしらのかたちで実践できるはずだ。この殿上湯のように、医療のプロやアマチュアを問わず、様々なかたちで私たちは生命を守る活動に主体的に関わることができるのではないだろうか。

対話の場　津屋崎ブランチ

福岡県福津市にある「津屋崎ブランチ」の山口覚《さとる》さんは、「対話」を中心にした街づくりを行なっている。

津屋崎ブランチではあらゆる世代の人たちと話のテーマを設定することなく、津屋崎にある様々な場所で、対話を続けている。対話の「目的」や「結論」を求めるのではなく、「対話のプロセス」を重視しているのだという。

対話の中で大切にしていることはたったの3つ。「未来を語る」「人を褒める」「断定しない」。ルールを限りなくシンプルにすることで、対話がただのおしゃべりや愚痴の言い合いにならないよう、創造的な対話の水路をつくっているのだ。

対話は、自分の素直な思いを正直に相手へと伝えることから始まる。それは楽しいこと、嬉しいこと、心地よいことを伝える場合もあるし、困っていること、不調なこと、助けを求めて人には言いにくいことを伝える場合もある。

開かれた対話の場が成立する前提には、話す側だけでなく聞く側にもある態度や作法が必要とされる。それは世間の常識から自由になり、常識というフレームを振りかざしてジャッジしない懐の広い態度のことだ。

そして聞き手は相手に心を開き、興味と関心を持って、「心を動かしながら」相手の話を聞くことが大切だ。心を相手に開き、関心と興味を持ち続けながら話を聞くこと。うわの空で「心を止めて」話を聞いていると相手に伝わってしまう。私たちは無意識に相手の表情や雰囲気を察しながら、話す内容を微調整している。自分の窓を完全に閉めるか、半開きくらいにするか、それとも全開にするかというように。そして、何を言っても批判されることなく、まず受け入れてくれる、そうした安全で安心できる場であることが、対話を創造的で充実したものにする前提になるのだろう。

相手の話を退屈だと思いながら心を止めて聞いていると、そのことは相手にも伝わる。頭と違って、心や体は無意識の水路を介してコミュニケーションしているからだ。話し手の心が動くためには、聞き手の心が動いている必要がある。聞き手の心が動いていると、話し手の心も動いてくるのだ。

「街づくり」と言うと抽象的になって、問題をどう解決すればいいのかよくわからなくなる。「街」の規模は個人が抱えるにはあまりに大きすぎるし、その多くは役所の仕事と考えられていて内実はよくわからないのが現状だろう。法律などの縛りも多くて、私たちが関われることはないだろうとも思えてしまう。

ただ、街づくりとは、実際には地道な対話の場づくりの積み重ねのことを指すのではないだろうか。人と人が集う時、個人の思いと場の思いは衝突することがある。だからこそ、個人と場とがより良い関係性を築くためには、常に対話を介して平衡点を探っていく必要がある。その決まりを文書化すると規則や法律になっていっただけで、その根本には個人と暮らしの場との関係性や距離感をより良くしていきたいという対話こそが大元にあったはずだ。

あらゆる人たちの関係性の中で街という場はつくられていくのだが、街に住む人が多すぎても少なすぎても街の生命は機能しなくなる。人体の血液のように、人の流れが滞ったり、時に過剰になったりすると、ちょっとした部分のバランスで全体のバランスも組み変わる。全体のバランスが崩れた場では、なんとなく居心地が悪いと感じることがある。そうした時に、いろいろな面から全体のバランスを見る存在が必要で、意識的に調整を行う役目が必要だ。場の全体性には、いろいろな面があり、人の流れ、モノの流れ、お金の流れ、そして自然の流れとしての風の流れ、水の流れ、空や地上にもいる生命の流れ。そうしたいろいろな流れの全体性を見ながら、窓の開け閉めをするように心地よいバランスへと微調整をする人が必要である。

場の調整役は、普段は何もしていない人のように見えることもあるが、いなくなると場の均衡が変わり、その存在の重要性を初めて感じることがある。例えば、花に水をやりながら道行く人に挨拶をしているおじいさんや、縁側や玄関先から通りを見守るおばあさんなど、思い当たる人はいないだろうか。意識的か無意識的かにかかわらず、場の調整役となっているのは誰なのか、目を凝らしてみると気づくことがあるだろう。もしかすると、あなたが場の調整役を担っていることもあるかもしれない。目立たずとも地道に活動する人たちこそが、知らず知らずのうちに街における潤滑油のように大切な役割を果たしている。

「街づくり」「場づくり」と簡単に言ってしまったが、それはあくまでも名詞ではなくて、動詞だ。名詞にしてしまうと、動きが止まってしまう。「街をつくる」「場をつくる」という動詞であり続けることが、語感に変化を含み、終わりがないプロセスを伝えるために大事な感覚なのだと思う。

よく考えてみると、私たちの職業は常に名詞として紹介される。医師、看護師、教師、保育士、公務員、会社員、画家……。でも、本当に私たちは「名詞としての仕事」に就きたかったのだろうか。例えば、人を元気にしたい（自分がしてもらった恩返しとして）、人の役に立ちたい（純粋に社会への贈与の気持ちとして）、楽しく過ごしたい（自分も周囲も笑顔でいたい）、など、素朴な思いが核にあるのではないだろうか。それは簡単に職業や仕事という概念におさまりきらない、人の思いが発端にある。

ただ、人を元気にする、街を元気にする、生きているだけで充分だと元気づける、というように仕事を動詞として見直してみれば、職業名などのジャンル分けはそれほど重要ではないことがわかる。むしろ、足かせにもなり得るものだ。

「丁寧に仕事をする」「心を込めて仕事をする」というような仕事の「質」に関する評価は、「量」の次元へと落とすことができないものだ。だからといって、かけた「時間」がそのまま「質」になるわけではない。私たちの感性をフル活用すれば、必ず「質の違い」を感じ取ることができる。そのためには、自分自身の感性を信じて感覚を信頼することだ。外から受け取った生《なま》の情報は、感覚器から感覚神経を通って頭の中で受け止める時に加工や編集が起きて、個々人での感受性の違いが起きる（その違いが個性にもなる）。もし自分自身の感性が曇り、頭の中に汚れやホコリが溜まってきたと感じたのなら、いろいろな手段で頭の中の掃除や洗濯をして、磨き、清め続けさえすれば私たちが持っているオリジナルな感性は取り戻せる。自然や動物、赤ちゃんや子どもなど、人間界のルールに染まっていない存在に触れると、自分の感性もリセットされて頭の中の霧が晴れることも多い。

私たちの日常を思い返してほしい。特別なことをしていないようでも部屋は散らかるし、服は汚れる。生きている限り、掃除や洗濯は心の健康のためにも欠かすことができないものなのだ。掃除や洗濯によって、物理的に部屋や洋服の汚れが落ちると、すっきりした気持ちになるのはなぜなのだろうか。今まで意識していなかったようでも、無意識では常に汚れを気にしていたことの証なのではないだろうか。見た目にわかりやすい外側の汚れやホコリだけに気を取られるのではなく、見えづらい自分自身の内側の世界に対しても掃除や洗濯は続けていく必要がある。「質」を受け取る感受性が曇らないように。

誰かが見ているから、誰かが見ていないから、というように評価の軸を外側に置くのではなくて、自分の内部に価値基準や判断基準が生まれてくることが、「質」の問題にも通じている。私は芸術に接することで、「質」とは何なのかを学んだように思う。自分自身が評価に振り回されている時、向かうべき相手は外側にいるのではなく内側にいる。それは過去の自分自身でもある。現在の自分は、常に過去の自分と対峙し衝突しながら、未来の新しい自分へと生まれ変わり続けていく。

対話で大切なのは「同意する」ことではなく「理解する」ことだ。相手の言うことに同意できなくても、理解することはできる。相手を理解するために対話は行われる。

あなたの日常の中で、理解し合うための対話の場はどこにあるだろうか。あまりにも社会が専門分化してそれぞれが孤立化しすぎると、周囲にあるものの存在意義や役割を考えたり理解することが少なくなる。自分が直接関わりを持たないものが日常の中にあふれてくると、ただ同意して受け入れるだけの日常になる。日常の中で理解するプロセスが失われていることも、理解する対話の場が失われている一因なのかもしれない。理解し合う対象は、自分の外部にもあるが、同時に自分自身の内部にもある。日常から対話の場が失われていることが、自分内部の分断や、自分と他者との分断を生んでいるのではないだろうか。無批判に自分に同意したり他者に同意したりするのではなく、自分を深く理解し他者を深く理解すること。同意と理解との混乱は、医療の場でも同じ問題を抱えているように思う。自分の体や心、命の働きを「理解」することなく、ただ医療システムに「同意」する場として。

本来的には、互いを理解する場をつくることが巨大化し複雑化していくと、場づくりや街づくりへと繋がるのだろう。人と人が集うとそこに場が生まれる。自分が求めているものは何だろうかと自分を理解し、相手が求めているものは何だろうかと相手を理解する。お互いが理解し合うことで、そこでしか生まれないかけがえのない新しい場が芽吹いてく

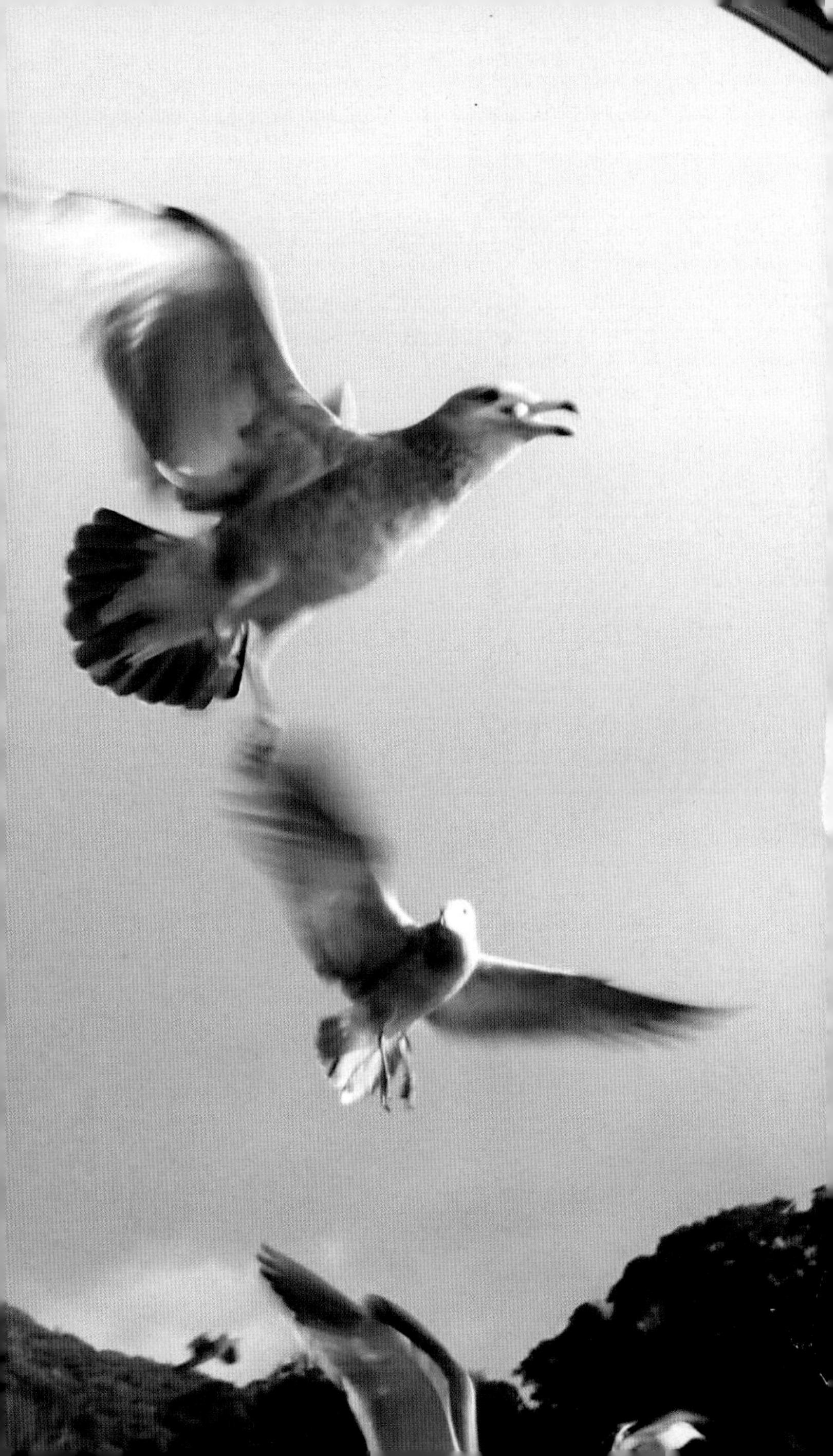

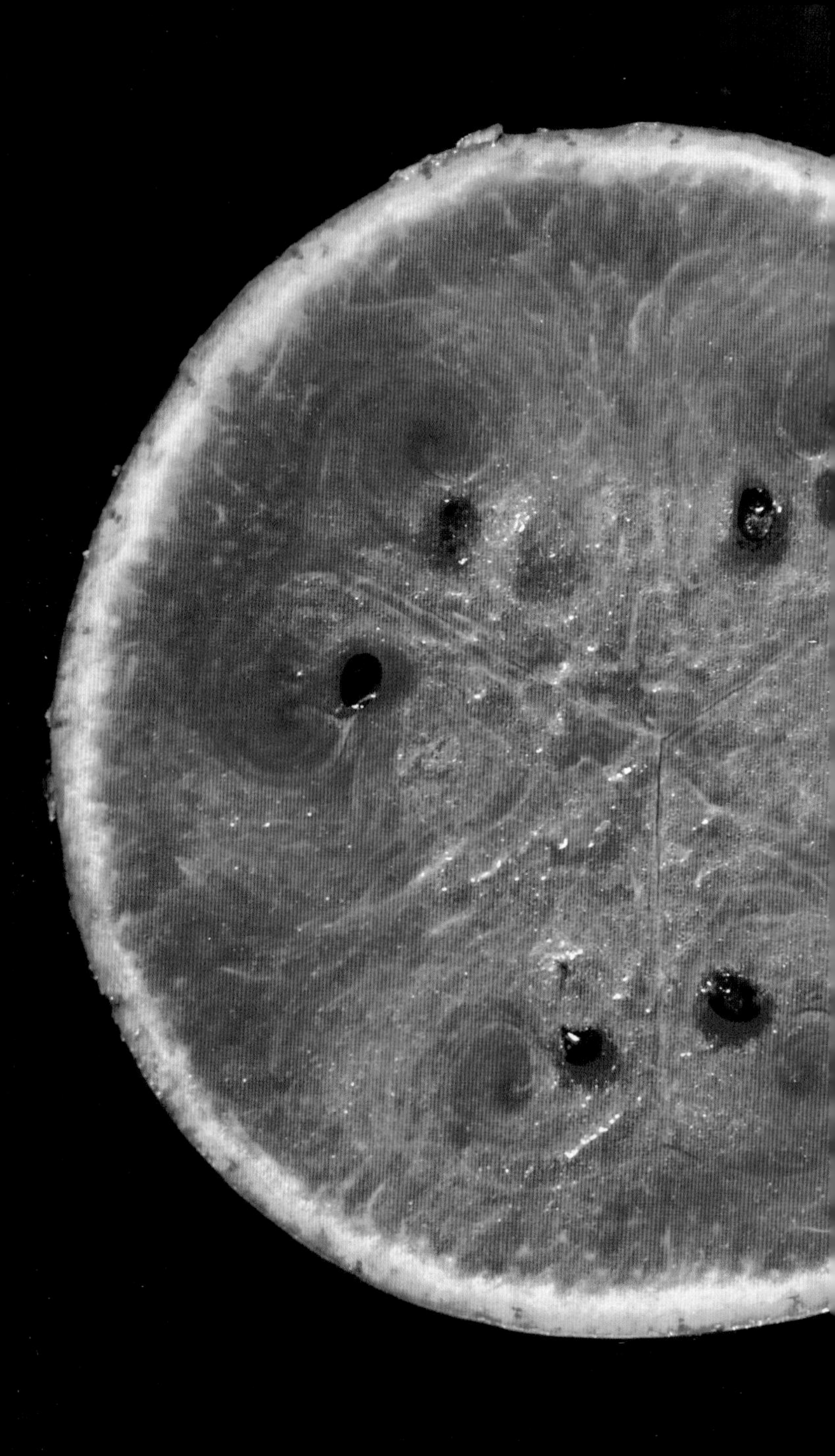

る。ただ相手に同意し続ける場では、お互いの真の理解に繋がらず、場は深まっていかない。対話の場（同意ではなく理解の場）をつくり続けることが、場を健康的に育てていくために大切なことなのだ。

対話（ダイアローグ）は、独白（モノローグ）の応酬のように一方通行のやり取りを指すのではなく、お互いに内面の変化が起き、そして関係性も変化していく創造的な場である。自分の知識を提供するモノローグではなく、対話により未知の自分を発見し、対話を介してより深く自分を知ることに繋がるようなものだ。未知の自分の発見がお互いに起こると、お互いの心は強く動き、場にも共鳴、共振が起こる。

津屋崎ブランチで行なっていることは、対話の結論を求めているのではなく、創造的な対話が成立する場をつくろうとしている。「未来を語る」ことで対話を前へ前へと推進させていき、「人を褒める」「断定しない」ことで相手の意見を受け入れ、自由な表現の場をつくる。対話に「未来を語る」「人を褒める」「断定しない」というルールを加えるだけで、対話の質が変化し、お互いが深く理解し合う対話が立ち上がってくる。その対話の過程こそが信頼の土壌となり、お互いの善意や優しさが呼びさまされる街づくりへと繋がっていくのだろう。

軽井沢という街が持つ可能性

「街づくり」のひとつの例として長野県にある「軽井沢」という街を取り上げて考えてみたい。というのも、軽井沢は避暑地、別荘地として知られているが、「保養地」としても昔から知られている。保養地という言葉の中には、「心身を休ませて健康を養い保つ場」「生を養い保つ場」という意味が込められている。それは、まさに都会や都市という「あたま」優位の脳化社会の暮らしの中で、過剰な情報に疲労している「からだ」や「こころ」が全体性を取り戻す場としての保養地であり、そうした場を人々は求め、多くの人の努力でつくり上げてきた。

軽井沢はよく知られた土地だが、保養地としての歴史はそれほど長くはない。だからこそ、他の地域や地方でも真似できる可能性を大いに秘めているとも言える。小さな約束を守り、自然を尊重してきた人たちが守り続けてきた土地だ。

街として発展し始めたのは、江戸時代に五街道のひとつとして中山道《なかせんどう》という道ができたことによる。江戸時代は参勤交代があり、地方と江戸とを頻繁に往来するため、江戸・日本橋を起点にした五街道（東海道、中山道、日光街道、奥州街道、甲州街道）がつくられた。箱根などの難所を含む東海道を避けて、中山道を旅する人たちが増えたことで宿場町のひとつとして軽井沢宿《かるいさわしゅく》は栄えたが、明治以降は鉄道の発達もあり、軽井沢の街は一度衰退した。

明治20年頃にキリスト教の伝道師が軽井沢を訪れ、その美しい自然に感動して、別荘をつくって住み始めた頃から、軽井沢の保養地としての歴史が始まった。キリスト教伝道師の〝清貧〟を大切にする厳格な思想の影響もあり、軽井沢は法的拘束力を持たない「約束」を住民たちが守ることで、保養地としての質を保ち続け、今に至っている。軽井沢で大切にされている約束は最小限のものだが、この小さな初期条件こそが大きな変化を生み出すことは驚くべきことでもある。

軽井沢町の「自然保護対策要綱」（条例ではないため、法的な拘束力はない。つまり、守ってほしい「ルール」であり「約束」のようなもの）から、軽井沢の街づくりに特徴的なことを一部紹介したい。

一区画の敷地は300坪以上（できれば500坪以上）で、建ぺい率・容積率20％が基本とされている（緑地を多く残し自然を第一にするための工夫）。家と家との境界は3m以上離し、道路から5m以上後退させる（家が密集しないようにして、人と人との距離感を適切に保ち、道路と住宅の間にも緑地を置くため）。建物は2階建以内で、高さ10mまでと制限されている（木の高さを越えないことで住宅が自然環境と溶け合う）。家の塀も基本的にはつくらず、つくる場合も低木で垣根のようにする（塀をなくしたほうが近隣との繋がりが生まれ、むしろ防犯効果がある）。有刺鉄線は禁止されており（小動物が傷つかないため）、庭を囲わざるを得ない時は金網を張って、低木を植えて緑地に見せる工夫をする。

こうした軽井沢の最低限のルールを見ていると、人間中心で街をつくるのではなく、動物や自然を中心に街づくりをして、そこに人間が住まわせてもらっているというスタンスであることがわかる。街や暮らしの中心軸に何を据えるのか。人間なのか、それとも生き物や自然なのか。

大切なことは、自然と人間との距離、そして人と人との距離を常に心地よい適切な状態に保ち続けていくこと。自然と人間との距離が遠くなりすぎず近くなりすぎないバランスを、そして人と人との距離が遠くなりすぎず近くなりすぎないバランスを、個人と街とがともに大切にしていく（次章で改めて述べるが、愛の本質は距離なのだ。嫌いになったら好きになれる距離まで離れればいい）。

距離感は土地の風土や環境に応じてすべて異なるし、心地よいと思える距離感にも個人差がある。自然と人間の距離や間合いを維持することを、人は「手入れ」という身体言語で呼んでいた。自宅の庭をほど良い状態に維持するためにはたゆまない「手入れ」が必要なように、自然への「手入れ」を個人個人の「手の届く」範囲で継続していくことで、自然との適切な距離が生まれ、自然を畏怖し愛し続ける暮らしの場が生まれる。そうした自然との適切な距離を保ちながら、人と人との適切な距離を保てば、私たちは日々を心地よいと感じ、常に新鮮な気持ちで毎朝目覚めることができるだろう。

保養地を掲げて軽井沢が実践してきた街づくりは、突飛で実現不可能なことではない。地方でも過疎化して困っている町や村も増えている。軽井沢が明治時代からほんの１００年ほどで保養地をつくり守り続けてきたように、自然を尊重し、自然を中心に据えた街づくりに取り組むことは可能だ。自然と人間との適切な距離、人と人との適切な距離は、私たちの心身という無意識に大きな影響を与える。自然に対して人間がどのように敬っているのか、人間以外の生命に対してどれだけの敬意を持ちお互いの居場所を認めるのか、核心の思いをぶれずに中心に据えると、思いは波紋のように周囲に広がり、住まいや街というかたちとして立ちあらわれてくる。

小さな約束から生まれた軽井沢独自のルールが、住まいだけではなく景観や街並みをつくっていき、「あたま」が休まり、「からだ」や「こころ」が静養できる場へと発展していった。ただいるだけで体や心が休まる場。ただいるだけで元気になれる場。自然の中で自然治癒力が活性化される場。そうした場こそが、「病院」を支える社会基盤としてのもうひとつの医療の場にもなり得るだろう。特定の場は、視点を引いてみるとより大きな場の一部でもある。細胞が体という場の一部であるように、

「病院」という場もより大きな街という場の一部である（もちろん、街はより大きな地球という場の一部でもある）。私たちは狭い意味での医療の場にとらわれることなく、ちょっとした暮らしの場づくりが「いのち」への呼びかけ、働きかけに貢献していることに対してもっと誇りと自信を持っていいのだ。軽井沢という特殊な場だからこそできたのだ、ということではなく、自然を中心にして他の生命を尊重した街づくり、自然と人間、人と人との距離感を徹底して行えば、どういう場所であってもその土地が持つ自然や風土に応じた居心地のいい環境が保てるのではないだろうか。

地球という共有地に住んでいる私たちが常に問われているのは、自然との関係性だ。私たちの心も体も内なる自然そのものであり、自然の原理のもとで生きて、生かされている。外にある自然と私たちの内的自然との関係性が壊れたり切れたりしてしまうと、内的自然は外的自然と呼応し合うようにバランスが崩れる。外的自然とどのように共生していくかということは、結局は私たち自身の内的自然との共生にも直結している。人間ではなく「自然」を中心に据えた街づくりのルールがあると、私たちの創造性はもっと豊かな方向へと発揮されていく。結局は居心地がいいと思える住まいや環境や街に、私たちは住みたいのだ。そして、それは私たちの思いが寄り集まることで、必ずつくることができるのだ。

第三章

これからの社会に必要なものとは

「場の倫理」と「個の倫理」の両立

対話の場、人が集う場において大切なものとは何だろうか。

心理学者の河合隼雄氏が1976年の著書『母性社会日本の病理』(中公叢書)で、「場の倫理」と「個の倫理」として紹介している一節がある。日本では「倫理」の源泉が「場」の中にあり、欧米では「個」の中にあるというものだ。こうしたことは、「倫理」だけでなく「論理」も同じ状況ではないかと思う。

日本人は「個の倫理」をつくることは難しく、「場の倫理」とでも言うべきものに判断基準を頼ってきた。それは日本の共同体の平和を守る知恵のひとつでもあったのだが、時代の変化とともに諸刃の剣ともなり得るものだ。日本という国にある「場の倫理」は、個ではどうにも抗えない「場の空気」をも生み出す源になる。場の力には、可能性とともに危険性もある。まず私たちが無意識に影響を受けている場のメカニズムを自覚することが大切だ。見えない場の力に飲み込まれ、個の力を失わないためにも。

西洋人が「個の倫理」に立脚しているのに比べて、日本人は「場の倫理」によって支えられている、と河合氏は言う。西洋では、個人の成長や個人の確立が大切にされるため「個の倫理」によって支えられてきた。それに対して、日本では場の平衡状態の維持が大切にされるため「場の倫理」によって支えられてきた。

では「場の倫理」とは何だろう。場は、全体の平衡状態を保つことを何よりも大切にする。そのため、場を乱す恐れのある個の突出は常に警戒される。だからこそ、職場でも学校でも地域の場でも、ある「場の中」

に入りさえすれば困った時には何かしら救済の手が差し伸べられるが（「いじめ」は、そういう意味で「場の中」に入るかどうか、入れるかどうかを試すために唐突に起きる）、「場の外」にいる者に対しては赤の他人のような扱いをし、「場の外」の問題だからと、何をしようとも無関心になる。だから、日本では「場の外」にはじき出されることを潜在的に恐れている。それが私たちの日本社会という場の本質である。

個を強く出しすぎると、場を破り、「場違い」になる。そのため、場の平衡状態を維持しながら個を生かすために、日本では「間《ま》」の感覚を身につけることが必要とされたのだろう。「場」の中と外を徹底的に分けて、「場の中」の平衡だけを考えることが、日本という島国で閉じられた「場」を平和に保ち、安定化、平衡化のために大切だったのかもしれない。

ただ、現代のようにあらゆる国の文化が多様に多層に混在している時代では、日本的な「場の倫理」の更新が求められているのだと思う。「場の倫理」で問題を解決してきた日本という国も、多様な文化が共存する中で、「個の倫理」を大切にするようになってきた。テレワークの普及や働き方改革などで個人の生活を大切にするようになったことも、「場」を保ちながら「個」の生活の質を大切にするために、新しい「場」と「個」の関係性の動きのひとつとして挙げられるだろう。これからは「場」と「個」は新しい関係性を結び直すことが求められている。

日本は「場の倫理」と「個の倫理」を天秤にかけた時、「場の倫理」を大切にして「個の倫理」を圧殺してきたとも言える。場を壊す個の働きは常に排除されてきたため、「個の倫理」が強い人たちは、日本という場を捨てて海外へ飛び出さざるを得なかった人も多い。「場の外」へ脱出して本来の力を発揮できた場合はいいが、「場の外」へ脱出できなかった人たちは「場の中」での「個」のあり方に悩み、病として発症する（適応障害、発達障害、うつ病……）ことでしか、「個」の心の安定を保つことができなかった人もいるだろう。もちろん、「場の中」にいながら、その中で個の力を発揮して奮闘してきた人たちも大勢いて、個としての出る杭は打たれながらも、出すぎた杭は打たれないようになり、場の力を凌駕した素晴らしい個性あふれた仕事を果たしている人もいる。

インターネットや携帯端末の発展により、あらゆる文化が混在する現代では、日本的な「場の倫理」を大切にしながらも、いかにして「個の倫理」が損なわれないように両立させるのか。そうした新しい「場」の創造の時期に来ているのだと思う。そのために、場の力学やメカニズムを理解することから始めたい。

私が目指す新しい「医療の場」でも、「個の倫理」と「場の倫理」が両立する場になるだろうと考えている。そうしたことは医療だけではなく、他の領域でも同じことが言えるだろう。

「場の倫理」を大切にしながらも、決して「個の倫理」を疎かにしない。もし場を変えることが困難な場合は、「個の倫理」を守りながら場といかに共存するかという距離感が大切だし、もし場を変えることができるのならば「個の倫理」を損なわない場をともに育てていくことが、場づくりへと繋がっていく。

「場の倫理」と「個の倫理」は対立するものだからこそ、その2つの両立や共存を目指すことは、矛盾が矛盾のまま同居できる新しい「場」の創造へと繋がるだろう。場の力学と、そこで無意識に動かされる個のふるまいを意識し、場に支配されるのではなく、場の力を正しく理解していくことで新しい場の創造に関与していくこと。私たちは、そうした未知なる大きな仕事を次の時代のために任されているのだ。

わたしとあなた　存在を肯定する対話

個の力を深めていくこと。そして個と個が出会って生まれる場をどうつくっていくのか。「個の倫理（論理）」と「場の倫理（論理）」とは打ち消し合いやすく、だからこそ両者が深め合い、高め合うような新しい場の関係性を探し続けたい。そして、そういう「個」と「場」とが創造的な関係を結べるような新しい「場づくり」の一環として、医療や健康の場づくりも生まれてくるだろう。それが未来の医療のかたちになると信じている。

個によってつくられる場には、会社や学校など様々なコミュニティから、街や自治体、国まで、私たちの暮らしの中に重層的に存在している。それは私たちの生命世界で日々行われていることと同じだ。血管や内臓といった「部分」とそれらを動かし続ける体という「全体」とが常に協力し、24時間休むことなく体の調和を模索しながら、健康な状態を保ち続ける体という場。誰もが備えていて、文字通り「一体」となっている自身の「いのち」のあり方から多くのことを学ぶ必要がある。私たち個人という「部分」と、共同体という「全体」の場は、私たちの生命活動に欠かせないものであり、互いに必要不可欠な存在として補い合っているということを改めて認識することだろう。

人が集まってできるどんな場であっても、個人と個人の関係から生まれてきた以上、すべての場の基礎には、常に個と個の対話がある。では、対話とは、ただ話すだけでいいものなのだろうか。誰もが毎日誰かと話しているが、うまくコミュニケーションがとれているかどうか、自分ではよくわからないかもしれない。

対話の秘密は、個人の態度にこそある。個と個における対話の前提となるのは、「私の存在も、あなたの存在も肯定する」という態度である。精神科医であり心理学者でもあったエリック・バーンの創始した心理療法「交流分析」という理論においては「I'm OK. You're OK」と表現される。「私もOKだし、あなたもOK」。つまり、「自己肯定」と「他者肯定」とが両立した態度である。そうした「存在の肯定」の態度を前提にしないと、言葉での対話は常にうわすべりし、嘘が入り交じった偽りの対話になってしまうのだ。

よく見かける巷の対話では、「他者否定」(「I'm OK. You're not OK」私はOKだが、あなたはOKではない）や「自己否定」（「I'm not OK. You're OK」私はOKではないが、あなたはOK）という態度の対話が実に多いのだ。しかも興味深いことに、この2つの態度の人がペアになると、対話は成立してしまう。つまり、「他者否定」（私はOKだが、あなたはOKではない）という態度の人は、「自己否定」（私はOKではないが、あなたはOK）という態度の人を対話の相手として必要とする。「他者否定」（あなたはOKではない）の態度で対話を続けられると、なんだか自分が間違っているような気がしてくる。そのため、いつのまにか「自己否定」（私はOKではない）の態度が生まれる。「他者否定」で接してくる人には「自己否定」の相手がいないと対話というラリー自体が継続できないのだ。

だから難しいことはない。私たちが必要なことはただひとつ。相手がどういう態度であろうとも、「I'm OK. You're OK」（私もＯＫだし、あなたもＯＫ）という態度をとり続けることだけなのである。自分自身も、そして相手も、その存在を肯定する態度をとり続けることが対話において重要な核心部分なのである。

例えば、相手が「他者否定」（「I'm OK. You're not OK」私はＯＫだが、あなたはＯＫではない）の態度をとる人だったとしよう。それでも、相手にかまわず「I'm OK. You're OK」（私もＯＫだし、あなたもＯＫ）という態度をとり続けることが大事なのだ。相手が変わらなくても、こちら側が「I'm not OK」（私はＯＫではない）という自己否定の態度をとらなければ対話はストップするだろうし、もしくは相手が対話を続けようと「I'm OK. You're OK」（私もＯＫだし、あなたもＯＫ）という態度へと変化するか、どちらかなのである。

もちろん、後者の場合が理想的であるのは言うまでもない。だから、相手がどういう態度であろうとも迷うことなく、自分自身は「I'm OK. You're OK」（私もＯＫだし、あなたもＯＫ）という態度をとり続け、お互いの存在を肯定することから始める。変化の希望を深い場所で胸に抱きながら。そうした態度を信じて続けたうえで、言葉による対話を行えば、必ず創造的な対話へと発展していくだろう。焦らずにじっくりと。

しかしながら、相手の意見をまったく否定せずすべての意見を肯定せよ、と言いたいわけではない。「肯定」とは、「相手の意見に同意（同調）する」ことではなく、「相手の存在を無条件に肯定する」ことだからである。自分も生きていて、相手も生きている。同じ「いのち」の存在としての肯定がありさえすれば、間違っていると思う意見や考えを指摘することは存在の否定とは関係がないことなのだ。

ただ、多くの人は、「意見を否定する」ことと「存在を否定する」ことを混同してしまっている。だからこそ、意見や考えを否定されることが、自分自身の存在が否定されたように感じてしまう。誤解を与えた時は、「あなたの存在を否定しているわけではない。あなたの存在は肯定している」ということを何度でも言葉に出して確認し合えばいいのだ。お互いに存在の肯定が基礎にあれば、意見や考えを更新していくことは、対話を深めていくために必要なことだ。

そのことは、あなたが遠慮なく意見を言い合える相手との対話を思い出してみればきっとわかるだろう。遠慮なく何でも意見をぶつけることができる人は、きっとあなたの存在を無条件に肯定していて、「I'm OK. You're OK」（私もＯＫだし、あなたもＯＫ）という態度をとり続けている人ではないだろうか。そこからしか、お互いが未知の鉱脈にたどり着くような真に創造的な対話は始まらないのだから。そうした人は、きっと「聞き上手」と言われている人だったり、話しているだけで元気になるので自然と周りに人が集まる人であるはずだ。

私たちは、常に対話を求めている。そして、求めているのは、「他者否定」（「I'm OK. You're not OK」私はＯＫだが、あなたはＯＫではない）や、「自己否定」（「I'm not OK. You're OK」私はＯＫではないが、あなたはＯＫ）の対話では決してなく、「自己肯定」と「他者肯定」（「I'm OK. You're OK」私もＯＫだし、あなたもＯＫ）を前提とした対話なのだ。

そういう視点で見てみると、いかに巷は「自己否定」や「他者否定」の対話にあふれているかと、驚くのではないだろうか。カウンセリングや心理療法は、対話だけで人が治癒する可能性がある。優れたカウンセラーや優れた聞き手は、どんな状況であっても「I'm OK. You're OK」という態度を崩すことはない。常に「自己肯定」と「他者肯定」の態度であり続ける。そのために、相手のどんな話の中にもおもしろい点や興味深い点を発見して、心を動かしながら対話を続けることができる。だからこそ、相手が「自己否定」や「他者否定」の態度であっても関係なく、聞き手の態度次第で話し手の態度も氷が溶けるように少しずつ変化が起きる。対話の場がお互いに「自己肯定」「他者肯定」という場へと切り替わり始めた時、治癒をも含んだ対話の質的変化が始まっていくのだ。

だから、迷う必要はない。あなたは、「I'm OK. You're OK」という「自己肯定」「他者肯定」の態度をとり続けてほしい。相手がどうあろうと関係はない。そうした態度をとり続けていけば、きっと周りの人もあなたの存在に共鳴して変化が起きてくるだろう。私たちは生きているだけで、あらゆる過酷な環境を生き延びてきたという証でもあり、存在は充分に肯定されてしかるべきものなのだから。

お互いが存在を肯定し合える「I'm OK. You're OK」の対話の場を基礎として、新しい場はきっと芽吹いてくる。どんな人でも、ただ生きているだけで肯定される場。生きているだけでよかったと思える場。私もあなたも無条件に存在を肯定される場。そうした場は、「I'm OK. You're OK」というあなたの態度を〝種〟として、いつでも、どこでも、どんな時でも芽吹いてくるのである。

存在同士での非言語の対話

対話に関してもう少し補足しておきたい。対話というと言葉だけのやり取りという印象を持つかもしれないが、実際には私たちは言語で対話するより以前に、存在そのものが放つ態度や皮膚感覚で伝わる非言語の対話から始まっている。実際にはまず非言語で何らかの情報のやり取りをしていて、そのあとに言葉を使って補っている。

例えば、「あの人は思ってもいないことをよく言うよね。顔に書いてあったよ」という会話が成立するのは、そういうことだ。顔の表情を無意識に読み取りながら、同時に言葉での対話も行なっている。そして、最終的に信頼しているのは「あたま」由来の言葉ではなく、「からだ」が受け取った無意識のサインのようなものなのだ。

つまり、私たちは、「あたま」由来の言語以上に、「からだ」全体で膨大な情報をやり取りしていて、「からだ」で直接感じたことのほうをむしろ大切にしているようだ。それは顔の表情や目つき、仕草や醸し出す雰囲気から始まり、相手から受けるあらゆる言語化されない非言語の情報を知らず知らずに受け取っているのである。

そう考えると、嘘が入り交じりやすい「あたま」由来の言葉を信じるよりも、「からだ」でやり取りされた非言語のコミュニケーションを信頼し、より具体的な情報をやり取りするために、言語を介した対話を発達させてきたとも言えるだろう。ただ、そうした「からだ」の深い場所で行われる存在同士での対話と、「あたま」の浅い場所で行われる言語の間における対話とがまったく違う意味を表現していることもあり（エリック・バーンの「交流分析」では、こうした交流を「裏面的交流」と呼ぶ）、

「あたま」と「からだ」の指し示す情報が真逆を向いているために表と裏（言語と非言語）とで交流がねじれてしまうことはたびたび起こる。心理学では「Double bind」（ダブルバインド）と呼ばれることもある（文化人類学者グレゴリー・ベイトソンによる）。

つまり、本当の思いとして心が伝えようとしていることと、実際に言葉として出てきた言語表現とが違う方向を指していると、その矛盾したメッセージを表（「あたま」の言語）と裏（「からだ」の非言語）とで同時に受け取ってしまい、混乱してしまうのだ。嫌なのに好きだと言ったり、好きなのに嫌いだと言ってしまった経験は誰にでもあるのではないだろうか。そうした時、話し手も聞き手も、お互いの「あたま」も「からだ」も「こころ」も、混乱し困惑してしまうのだ。

私たちの心は、そうした矛盾に満ちた複雑なコミュニケーションを知らず知らずのうちに日々こなしており、疲れてしまっているという現実がある。そうした会話を続けるうち、お互いが本当に伝えたいことがわからなくなってしまうのだ。

心では言ったほうがいいとわかっているのだが、実際には正直に言えない場も、たびたび経験したことがあるだろう。嫌われるのではないか、怒られるのではないか、馬鹿にされるのではないか、軽蔑されるのではないか、場違いなのではないか、と怯えながら。そうしたことに迷い悩んでいると、そもそもの対話自体の意味や目的もわからなくなってくる。相手の挙動、表情、雰囲気などを感じ取っては瞬時に判断し、対話を円滑に、無難に終わらせることを最優先させてしまうことで、差し障りのない言葉を選んで対話は終わってしまう。

対話の場は、そこに関わる人たちによってつくられるものだ。だからこそ、様々な条件が影響し合って、時には一方的な支配のもとで対話が行われることもある。聞き手の心が閉じていて心が動いていない場や、そもそも真の対話を求めていない場など、いろいろな場があるだろう。そうした場の状況すらも、私たちは無意識に読み取り、場に合わせて行動してしまう。そうなると、話される内容自体も、お互いのあり方や場次第で、どうにでも変化し、矛盾に満ちたものになってしまうだろう。

自分が発した言葉を、相手がどう受け取るか。自分が発する言葉は自分の問題である。そして、相手がどう受け取るかというのは相手の問題である。だからこそ、自分の思いが伝わるように、適切な言葉選びをすることが大事だ。もちろん、場合によっては自分の意図が相手に適切に伝わらないこともあるだろう。相手が感情的になっている時はよくあることだ。ドアが開かないと、部屋に入れないように、頭が感情であふれていると、閉ざされた心に言葉は届かない。そういう時でも相手の言動や感情に巻き込まれず、自分の言葉に責任を持って言葉を発すればいい。一音一音が粒子として波動として、対話の空間全体へ働きかけていると思いながら。

「からだ」や「こころ」は、自分の思いを100％素直に表現したい、伝えたいと思っているにもかかわらず、「あたま」の合理的な判断が対話を無難に終わらせることを優先させて言葉を選ぶことがある。思いをありのまま伝えようと「こころ」が準備しているのと同時に、相手から嫌われないように、場の均衡を乱さないようにと「あたま」が想定して準備している。こうして、私たちは「こころ」の論理と「あたま」の論理の狭間で、両者のバランスを常に取っているのだ。

最終的に「あたま」を介して選ばれた言葉には、強弱や高低といった抑揚やリズム、イントネーションなどあらゆる要素が加味されて、相手に情報が伝えられる。それらはすべて、ほぼ無意識下で行われる瞬間的な行為の連続だ。そう考えてみると、ただ対話をしているだけのようでも、場合によっては極度に「気疲れ」したと感じることも納得できるだろう。「こころ」が本来は必要ない様々な働きを大量に行なって消耗してしまっている場合も多いのだ。こうした対話術は、どこでも学んだことがないため、私たちは見よう見まねで、周囲でやり取りされている対話をベースにして学んでいるのが実情だ。

そう考えると、対話の場をつくる要素のひとつでもある自分自身が、まず開かれた心で存在することがより良い対話の場へと貢献できる第一歩になる。そういう開かれた存在のあり方からでないと、真の創造的な対話は始まらない。「こころ」が消耗し、疲れ果てる対話ではなく、「こころ」が喜び、勇気づけられ、元気づけられ、「いのち」が呼びさまされるような対話の場をこそ、誰もが求めている。

そこで大事なのは、常に自分自身のあり方そのものだ。偏見のない自由で開かれたあり方だ。対話は、自分のあり方から始まっている。対話に対する自分の態度を変えることから始め、その輪を少しずつ大きくしていく。そうすれば、相手や場も自分のあり方に感化されて、少しずつ変化が起きていくだろう。小さなことのようだが、そうしたことを疎かにせず、場の中で自分だけでも心を開き、心を止めないように心を動かし続けること。そうすることで対話の場も動き出し、場に参加する人たちの心も動き、開かれていく。そうしたことが豊かな場の創造に繋がるのではないだろうか。

開かれた対話

私たちは誰もが心を病む可能性がある。失敗や挫折、死別や別れ、病や孤立など、人生のステージには様々な苦難に遭遇する可能性が誰にでもある。結果として困難を乗り越えることができれば成長へと繋がるが、困難で押しつぶされてしまうと心の動きが止まり、心が病んでしまうこともあるだろう。そうした時に病院の門をたたくと、精神科や心療内科という専門科へ通される。

そもそも「精神科」という言葉にはあまりいいイメージを持っていない人も多いかもしれない。確かに精神医学の歴史には、差別や人権無視などの負の歴史があることも事実だが、その中でもより良い精神医療を行おうと努力した人も数多くいる。精神医学での実践例は、心の病の重症例を扱っていて特殊なケースのように感じられるかもしれないが、実際は心が病む初期に当たる軽症例にも応用できる〝種〟が数多く含まれている。

精神医学の歴史を少し振り返ってみたい。18世紀後半から20世紀中頃までは、心が病んだら精神病院へ入院させる、という入院治療が基本的な考え方だった。そして、多くは治療目的というよりも隔離目的でもあった。しかし、１９５０年代以降、英国と米国では入院中心から地域におけるケアへと考え方が変化し、欧米諸国へと広まっていった。そうした〝脱〟精神病院の動きの中で、イタリアの「トリエステモデル」とフィンランドの「オープンダイアローグ」は、精神医学の可能性や「対話」の本質を考えるうえで重要なヒントが詰まっているのでここで紹介したい。

イタリアでは、精神科医フランコ・バザーリアの尽力により生まれた、「バザーリア法」（1978年）により、公立の精神病院をすべてなくしてしまった。患者を病院へ入院させて専門家に任せて終わりというのではなく、社会的な繋がりから切り離されないようにすることを大切にして、地域の力で受け止める社会基盤としての仕組みづくりを進めた。後に述べるフィンランドの「オープンダイアローグ」という取り組みにも共通する点だが、地域の精神保健センターのドアは鍵を閉めずに出入り自由とし、個人ではなくチーム体制でのサポートを進めた。

そして、もっとも大事な点は、心の問題に関するあらゆるニーズに24時間、即座に対応する仕組みをつくったことだ。私は心臓の緊急治療にも多く携わっているが、肉体に関する急性期治療は見た目にも自覚症状もわかりやすいため、救急車を含めて24時間緊急治療体制が整備されている。しかし、心の問題に関する緊急事態の場合、日本ではその対応が整備されているとは言い難い。見た目にはわかりにくいからこそ、即時対応をするために必要な仕組みづくりが遅れているとも言える。体のどこかが出血していたら、原因解明よりもまずすぐに止血しなければいけない。体と同じように、もし心が血を流しているとしたら、原因解明よりもまず心の止血を緊急で行うことが先決ではないだろうか。

また、急性期において、自然治癒力により心の傷が一時的に治癒したように見えることがある。もう心は何の問題も抱えておらず、何の影響もないように見える。ただ、表層ではわからない深層で心の問題が潜伏化していると、問題はより複雑化し、長期化してしまうことがある。そうした些細なことが積み重なっていくことが、心の問題を複雑で難しいものにしているのかもしれないのだ。

イタリアやフィンランドの例で効果を上げたのは、こうした心の問題に対する緊急対応の体制を地域全体でつくり上げたことだろう。体に対する急性期と慢性期では治療法も向かうべき目標も大きく異なるように、心に対しても急性期と慢性期の両方に対して、看護的な寄り添い気遣うケア（Care）と医学的な治療を行うキュア（Cure）への適切な対応が必要だからだ。

都市化や交通網の発達とともに、近代医学は救急医療、緊急治療体制を少しずつつくり上げてきた。心臓病治療を含め、急性期の医療は西洋医学の大きな恩恵を受けているのは間違いない。次は、体だけではなく心のケアに対する急性期の対応を考えていく段階に来ているのだろう。それは医療者だけの仕事で完結するものではなく、私たちが暮らしている街や共同体という場全体の力で優しく受け止め、心の健康へと導いていく場づくりにも繋がっていく。

専門家だけに任せて、今までの生活や社会との繋がりを断ち切ってしまうのではなく、誰もが当事者となって地域全体で受け止める社会基盤をつくろうとした、イタリアの「トリエステモデル」のかつてない挑戦にこそ、この問題の本質はある。一対一という個別での心のケアは、お互いにとって心理的な負担も大きい。もし道に迷った時に正しい道へと復帰できなくなる危険性もある。そのため、個人ひとりですべての責任を背負うのではなく、迅速な対応をチームや場の力で受け止めて解決しようとした発想の転換と、そうした社会基盤をつくり上げていったことが大きな挑戦だったのだ。

フランコ・バザーリアは精神科医として、誰もが持つ「弱さ」を自分事として受け止める共感的な姿勢や人間への普遍的な理解を深めながら、心を病んでしまった人たちへの偏見を取り払う努力も惜しまなかった。同じ人間として平等の立場に立ちながら、慈悲と利他の心を大切にして、心の病の問題を「私たちの問題」としてともに考えることを提案したのだ。

フィンランドの「オープンダイアローグ」は、1980年代にフィンランドの北、ラップランドの臨床心理士であるヤーコ・セイックラらによって生まれた、対話を中心とした精神的なケアの手法のことである。「オープンダイアローグ」発祥の地であるケロプダス病院では、患者のことについてスタッフだけで話すのをやめたことが大きな出発点になった。それは、本人のいないところで本人のことは決めない、というシンプルなことだった。従来は医師同士など専門家だけで治療方針などを決めるのが通常だったが、治療ミーティングは常に患者本人を同席させて、複数のスタッフで行うようにした。そうした対話そのものが患者とともに今後の治療方針を前向きに決めていく場所にもなると考えたからだ。

心のトラブルに関する原因解明や問題解決をしているつもりが、周囲の者たちの善悪の価値観を押しつける場になっていたり、相手を逃げ場のないところに追い詰める責任追及の場になっていることがある。善意にはブレーキがかかりにくく、知らないうちに相手をさらに苦しい状況へと追い詰めてしまうことがある。だからこそ、苦しんで助けを求めている当事者の気持ちに寄り添うことを大切にして、困っている当事者を中心にしながらすべての話を進めていくようにし、当事者にとっての安心、安全な対話の場になることを心掛けた。

「オープンダイアローグ」は、まさに「開かれた対話」という意味だ。対話の場そのものを患者自身に向けて常にオープンにすることで、対話の内容も開かれたものにしていった。

「オープンダイアローグ」が注目されたのは、純粋に医学的な効果が大きかったからだ。治癒困難と考えられていた統合失調症の患者が「オープンダイアローグ」により治癒するケースが見られたり、再発率の低下が見られたのだ。

創造的な対話が、困難な心の病の治癒へ繋がる可能性があることは大きな希望だった。実際、私たち自身も落ち込んだり気が滅入ったりした時、人と話しているだけで悩みが解消していることがあるだろう。聞き上手な人、本当に辛い時に思わず相談したくなる人、そういう人がいることは治癒に繋がる。そうした治癒的な対話の本質を深めていったことで、「オープンダイアローグ」は少しずつ確立していったのだ。

「オープンダイアローグ」の特徴は7つの原則の中にある。

❶―即時に援助すること（24時間以内に治療ミーティングを行う）
❷―社会的ネットワークの視点を持つこと
❸―柔軟性と機動性を持って対応すること
❹―チームが責任を持つこと
❺―同じチームで心理的連続性を維持すること
❻―不確実性に耐えること
❼―対話とポリフォニー（多声性）を大切にすること

これらの原則を大切にしながら、結論や目標を設定せず、対話のプロセスをオープンにしながら続けていくことが、「オープンダイアローグ」の要にある。これらの基本原則をしっかりと守りながら、対話への細かい気配りが必要とされる。

❶❷❸は、体だけでなく、心の緊急治療体制の社会的システム構築が必要であることと関係している（病院だけではなく、地域の場が受け皿になれるように）。❹❺❻は、チームという場の力で医療者側も負担なく相手の心を受け止めていくための指針である。❼にある「ポリフォニー」（多声性）とは、音楽において多くの声が同時に重なっている状態を意味する言葉だ。つまり、自分と他者の違いを尊重して、その多様な声を重ね合わせ音楽のように共存させて、その響きを大切にすることだ。

というのも、患者と医療者を、病を持つものと治すものと二分法で明確に分断してしまうことがあり、どうしても医療者側の視点や都合で相手を誘導してしまいやすい。そうではなく、相手が「どう生きたいのか」を尊重するためにも、自分たちが思うこと、相手が思うこと、それぞれの思いを打ち消し合うことなく共存させることで、そうした思いの中間点のような場所に、第三の道が開けてくることがある。真の解決へ至るために、ポリフォニーの状態を経ていく必要がある。

そもそも「病」というものは、自分自身や周囲に責任を押しつけたり転嫁して、何らかの原因を発見すれば治る、という単純なものではない。体や心の病の原因は何なのかと究極的な根源まで深く掘り進めていくと、生きていること、そのものに突き当たる。

人は生きているだけで必ず何かしらの負荷がかかっている。負荷がある限度を超えると復元力が働くが、その力にはかなりの個人差があり、日常の中で意識しない間に復元力が働いていてもとに戻っている場合もあるし、そうでない場合もある。そうした復元力が働いているプロセスが、病という現象として表にあらわれている場合もあるだろう。

病は、もともとあった場所からずれている時にも、もとの場所へと戻ろうとしている時にもあらわれる変化であり、「病」という言葉はそうした変化を指し示す時にも使われている。生きているとは、そういう動的なあらゆるプロセスをすべて含んでいるのだ。

心の病に悩み、苦しんで弱っている相手に対して、他者の価値観を押しつけて追い詰めてしまうと、究極的には「生きていること」がすべての原因だという思考回路にまで迷い込んでしまう。「生きている」から、こうなってしまったのだ、すべての原因は「生きていること」そのものなのだ、と。そういう考えに閉じ込められると逃げ場がない。考えが煮詰まっていくと、自己否定や絶望から自死へと至る悲劇も起きてしまう。別の言い方をすれば、「自分の責任だ」と考え続けることがいつのまにか自己否定へと結びつき、自分の存在を否定し続ける終わりなき思考回路へと奥深く押し込むことがある（その過程を周囲が加速させることもあり、さらに問題が複雑化してしまう）。

だからこそ、まず悩み苦しむ相手から「自己責任」という重荷を一度取り外すことが大事だ。周囲の者たちが協力して、自然治癒力などの復元力がうまく働く土台を準備する（むしろ周囲の者たちが本人の自然治癒力を損なうような言葉を投げかけている場合も多いから注意が必要だ）。そうした環境整備によって、「治る」という生命本来が持つ自然な動きが生まれる土壌ができる。

一度、「自己責任」や「自己否定」という言葉や思考回路と自分を切り離して考え、重荷がなくなり心に余裕ができた状態を体験してみてほしい。見えざる圧力から逃れた状態で、信頼のおける他者と対話とポリフォニーを続けていけば、他者の介入により自己否定の回路だけで自分の考えが埋め尽くされないようになるはずだ。

音楽を聴くように他者の考えにも心身を浸すことで、自分の考えだけが同じ場所を堂々巡りせずに、別の思考の水路が生まれて来るだろう。そうすることで、自分の心の体勢を整える余裕が生まれ、最終的には自分が扱える範囲内の自分自身の課題として取り組むことができるようになる。「オープンダイアローグ」で対話とポリフォニーを続けるのは、心の水路を枯れさせず、氾濫もさせず、適切に循環させる環境整備を大切にしているのだ。

中動態を意識する

「オープンダイアローグ」を実践することが難しい時、支えになるひとつの考えが、「中動態」という概念だ。少し哲学的な話になるが、私たちが無意識に使っている「言葉」と「考え」の関係性を改めて考え直すいい機会になるので説明したい（『中動態の世界　意志と責任の考古学』國分功一郎著　医学書院）。

「能動態」と「受動態」という言葉がある。日常用語で言えば、能動態が「〜する」で、受動態が「〜される」である。しかし、古代ギリシアの時代は「能動態」に対する言葉は「受動態」ではなく「中動態」というもうひとつの大きな概念であり、その「中動態」の一部に「受動態」があったとされている。ある時から「中動態」という概念はなくなり、「能動態」に「受動態」が対比されるようになった。

この失われた「中動態」を意識することが、真の創造的な対話において重要な点になるのではないかと考えている。別の言い方をすれば、私たちは「中動態」を失ったからこそ、日常的な会話と創造的な対話という対話の質の違いがよくわからなくなってしまったのではないだろうか。経験豊富なカウンセラーと話すだけで心の治癒がしばしば起きるのはなぜなのか。「中動態」にそのヒントがあるかもしれない。

「能動態／受動態」は、行為を「する／される」で区別する言葉であるのに対して、「能動態／中動態」は、行為を自分の「外側／内側」で区別する言葉である。

例として、「惚れる」「感動する」という言葉に置き換えて考えてみよう。現代の感覚で言うと、自分が相手に「惚れた」り、何かに「感動する」から、「能動態」のように思える。しかし「中動態」で考えてみると、自分の「内側」だけで完結している「惚れる」「感動する」という行為は、「中動態」だというのだ。

また、「能動態／受動態」における「能動態」という行為は「する（した）」側の責任を追及するような言葉になり得るが、それに対して、「能動態／中動態」という考え方では、行為が自分の「外側」へ及ぶのか、「内側」だけで完結しているのかを区別するだけであるため、誰が「する（した）」かといった責任の所在とは関係がない。

例えば、「謝罪する」という行為は、現代の感覚で言うと「能動的」な行為だが、「中動態」では外部の影響を受けず、その人自身の「内側」から本当に悪かったという意志のもとに「謝罪する」ことを指す。そうした行為を多くの人は求めているのではないだろうか。謝罪会見などでいろいろと批判が起きるのは、謝罪者の態度が「能動態」か「中動態」かの違いを、私たちは無意識に理解し判断しているからなのかもしれない。

現代という時代は、「外側」の世界からジャッジされたり責任を取らされたりする場面が多く、自分が考えていることも、純粋に自分自身の内側から生まれてきたものなのか、外部からの影響を受けて生まれたものなのか、その違いがよくわからなくなってしまうことがある。だからこそ、お互いに自分の「内側」から生まれる「中動態」の態度を大切にして言葉を発さないと、真の対話は成立しない。

自分の感情や考えが反映された言葉や行為は、本当に自分自身の中から生まれてきたものなのかどうか（「中動態」なのかどうか）と、自分自身に問い直してみることが必要だ。対話には、そうした自己内対話（自分の本当の思いとは何かと自分自身に問うこと）も必要でその土台がないと日常会話と変わりなく、何も変化は起きない。医療的な場では、お互いに変化が起きる創造的な対話が求められているからだ。

今後、対話を中心にした医療の場で求められていることは、自分の内側にある独立した世界からわき起こる「中動態」の態度を基礎に置く必要がある。開かれた対話を通して、外から押しつけられた重しを一度外して自由の身となり、自分の「内側」からわき起こりあふれてくるような「中動態」としての態度を大切にしながら、言葉を発し、行動してみること。そうやって少しずつ、自分の感受性や感覚を取り戻していくことができるのではないだろうか。

哲学分野で改めて注目されている「中動態」という概念をあえて取り上げたのは、他者が決めた、または他者から決められた「病気学」だけではなく、自分自身の内側から生まれる思いや考え、自分自身の身体感覚や感受性を基礎にして、自分自身が主体的に決める「健康学」こそが大切だと考えていることとも関係がある。

誰かに「病気」であることや、「健康」であることを決めてもらう（または決められる）のではなく、「中動態」のように自分の「内側」からわき起こってくる感覚を中心に据えて、自分が生きる指針としての「健康学」を、仮にでもいいから自分自身で決めてみることを提案したいのだ。

思い出してみてほしい。「惚れる」「感動する」という感覚は、自分自身の内奥から自然にわき起こってくるものだ。自分の内部から自発的に生まれ、自分の中で完結する「中動態」の状態をこそ大切にしてほしい。自身の内部から自然な感情や言葉がわき起こるためには、あらゆるものから自由になれる安全な場が必要なのだ。安全な場の中でこそ、私たちは「眠り」の時間と同じように自分自身の深い場所に居続けることができるからだ。

自分の「内側」を起点とした「中動態」のような状態こそが、私たちの「個」が持つ固有の居場所に近く、それは固有の「いのち」の場所と言ってもいい。「場」に支配されない「個」の場所。自由な「個」を前提にして、「個」と「個」とが対話を繰り返した結果、そこに「場」がつくられていくだろう。

「個」と「場」とがいい緊張関係を築けるように、お互いの距離を更新し続けること。愛の本質は距離なのだ。嫌いになったら好きになれる距離まで離れればいい。距離を取りすぎたと思ったら、好きになる距離まで近づいてみて、居心地のいい距離を測ればいい。私はそうして距離を測りながら、すべてのものを好きであり続けたいと思いながら生きている。

「個」と「場」の倫理（論理）がより良い関係性にあるために、「個」の感覚を大切にすることを前提にしてほしい。そのためには自身が考える「健康」という尺度がひとつの指針になるはずだ。その土台があったうえで、「個」が阻害されずに生き生きと活動できる「場」が生まれ、その豊かな土壌からは個性的で多様な花が、互いの存在を讃え合うように咲き躍る。

心の危機は誰もが遭遇する可能性がある。離別や死別、辛いことや悲しいこと、どんな緊急事態が起きたとしても、すぐに誰かが受け止めてくれる場があり、ジャッジされない対話の場があることは、時に脆く弱い私たちの心をどれほど救済し、温めてくれることだろうか。

イタリアの「トリエステモデル」とフィンランドの「オープンダイアローグ」が示した精神医療の新しい地平は、私たちが安心して暮らせる場をつくっていくための、重要なヒントが含まれているのだと思う。

互いに関心を寄せ合う社会へ

心理学者のアルフレッド・アドラーは、「共同体感覚」というものを重視していた。個人心理学を探究していたアドラーが、唐突に「共同体」のことを語ったため、当時はよく理解されなかったらしい。彼は、「個人の幸福」と「共同体の幸福」とは分かちがたく繋がった一体のものと考えていた。それはつまり「個」と「場」が、「細胞」と「体」といった「部分」と「全体」の関係のように一体となって全体性を取り戻すことが重要であると直感していたのだろう。

未来の社会は、「縦の社会」から「横の社会」へと変わっていくとアドラーは考えていた。「縦の社会」とは従来のピラミッド構造の社会で上下関係の中、身分や立場が重視される社会である。それに対して、「横の社会」は共感や共鳴をベースにした人間関係があり、水平方向に横へ横へと波紋のように繋がっていく社会である。

その「横の社会」としてアドラーが提唱した「共同体感覚」は、英語で「Social Interest」と表現される。まさに「Social」（社会）へ「Interest」（関心）を寄せ合うことが、個と個が共鳴する社会だと考えたのだ。それは、誰かに与えられたものではなく、社会を構成する個である一人ひとりが関心を寄せ合い、自分が持つ独自の「力」を提供し合い（経済力や気力、体力だけではなく、受容力、伴走力、共感力などあらゆる「力」がある）、ともにつくり上げていくような社会だ。

そうした「共同体感覚」には何が必要なのだろうか。アドラーは、「自己受容」「他者信頼」「他者貢献」という3つのバランスが必要であると述べている。「自己受容」は自分を肯定的に受け入れること、「他者信頼」

は他者を無条件に信じること、そして「他者貢献」は余裕があれば他者へ貢献すること、この3つが私たちの生きる態度として必要であると説いた。

例えば、私たちを取り巻く社会を、他者との「競争の場」と考えるのか、それとも他者との「協力の場」と考えるのか。考え方の違いによって、最終的に行きつく社会はまったく異なったものになる。私たちは、無意識であろうとも、望んだものを少しずつ実現して今という場所に到達してきたはずだから、最終的にどこへ行きたいのか目的地を据えるのは大事なことだ。

社会を「競争の場」として捉えることがなければ、そもそも他者に対して勝ち負けの尺度で見る必要もない。競争心をあおられて、人を蹴落として生きていくことに対して心が痛むならば、あるいは自分が逆の立場で心が痛むならば、そうした社会を本当は望んでいないのだろう。「無敵」とは「敵が無い」と書くが、初めから「敵はいなかった」と知ることこそが「無敵」へと通じる道だと、過去の剣豪が闘いの果てに悟ったように。

「競争の場」から抜け出てしまえば「いつか負けるのではないか」という不安や恐怖からも解放される。そうすれば他者の幸せを純粋に祝福する余裕も生まれてくるだろう。社会を「競争の場」と無意識に信じ込んでいることこそが、いじめを起こしやすい社会構造の背後に潜んでいるのかもしれない。

誰かが困っている時、いつでも助けようと思える相手こそ仲間という存在だ。逆に言えば、他者を仲間だと思うからこそ困っている人を助けることもできる。他者を「敵」と考えるのではなく「仲間」と考えてみる。そして、競争の構図から一度降りてみる。自分が所属しているあらゆる「場の外」へと抜け出して（家庭や会社ならその外から、日本なら海外から、地球なら宇宙の視点から）、「場の外」から「場の中」を冷静に眺めてみてほしい。その時に自分の内側からわき起こってくる思いこそ、自分自身が本当に感じていることだ。

生まれながらに手渡された社会の構造を、今一度捉え直してみることは、私たちの「からだ」や「こころ」、「いのち」という存在を、捉え直すことにも通じる。「病」を敵と考えて闘病し、「からだ」を闘争や戦争の場と考えるのか、それとも「病」と向き合い「からだ」を協力や共生の場と考えるのか。そうした異なる視点では、そもそも「からだ」の見え方も、「病」という現象への対応法も、大きく異なってくるだろう。この世界は、そしてこの「からだ」は、自分の考え方次第で敵にもなり得るし、仲間にもなり得るのだ。

競争原理ではなく、協力原理に基づいて運営される共同体や場をこれからつくっていく必要があると考えている。そうした場の役割のひとつとして、医療や介護や看護などのキュア（治す）やケア（治る）に関わる場がある。人間はひとりで生き延びていくのは難しく、何らかの場や共同体を必要とする。最小限の共同体として自然に生まれてくるものは家族という単位であり、さらには友人や仕事などで人との繋がりがあり、街や地域などの社会があり、国などの大きなまとまりがあり、それらが同時に存在している。ちなみに、共同体は人が集まってつくるもの、場は人が集まるとできてしまうものとして捉えている。もちろん、その2つの多くは重なり合うものだ。

家族と、共同体という2つの集合体の関係性について考えてみよう。家族は身内を一番に考える集団であり、街などの公的な共同体は平等性を大切にしている。つまり、「家族の論理」と「共同体の論理」とは本来的に対立しやすいものだ。そのため、人間以外の霊長類は、家族と共同体とを両立せず、どちらかを選択している。例えば、ゴリラは自分の家族を優先して、群れ同士が協力する共同体はつくれない。チンパンジーは家族を解体することで群れの共同体をつくっている。人間だけが、家族と共同体という異なる基本原理を持つ集団を同時に両立させるという離れ業を実現しているのだ。

もちろん、その両立が必ずしもうまくいっているとは言えないからこそ、家族の中でも、共同体の中でも様々なトラブルが日常的に起きる（トラブルのほとんどは人間関係に由来する）。そうした家族と共同体の矛盾を抱えたまま、重層的な集団生活を送っているのが人間という種の特殊性であり、課題でもある。

家族と共同体。まったく違う目的の集まりを両立させるために、かつて人間は育児や食事をひとりではなく集団で行うことで、家族と共同体とを両立させてきた。子どもを育てるという命の営みと、食をともにするという命の営みを中心に据えて人類は生き延びてきたが、急激な都市化と分業化の中で、私たち現代人は共同体が生まれた原点を忘れかけている。

私たち各々が携わっている仕事は共同体の誰かがやらねばならないことを分担して生まれたものである。家族であろうとなかろうと他者と仕事を分業するためには、他者を信頼することが大前提だ。人の体も、生命の歴史の中でそれぞれの臓器へと分業化してきた歴史そのものでもある。脳、心臓、肝臓、血管……それぞれの臓器は得意とする場を受け持ち、そうした「部分」が寄り集まることで大きなひとつの「いのち」という全体性をつくり上げている。

「からだ」を闘いや争いの場と捉えるのではなく、調和や協力の場として捉えてみる。視点を「わたし」中心から、「いのち」中心へと移してみる。世界から争いをなくすためには、まず自分自身が争いから解放されなくてはいけない。

「自己受容」「他者信頼」「他者貢献」の調和がとれた共同体の分業のひとつに医療の場も含まれる。個人と社会の幸福が両立し、家族と共同体が両立する。そんな人間にしかつくれない社会を実現するために、私たちは今までの価値観を更新し、生まれ変わるタイミングに来ているのではないだろうか。

ＳＤＧｓと医療

医療における問題解決のひとつの指針として、「ＳＤＧｓ（エス・ディー・ジーズ）」を参考に考えてみたい。

「ＳＤＧｓ」とは「持続可能な開発目標（Sustainable Development Goals）」の略で、２０１５年９月の国連サミットにおいて、国連加盟１９３カ国が２０１６年から２０３０年の15年間で達成するために掲げた目標だ。「ＳＤＧｓ」の中には大きく17の目標があり、その下には１６９のターゲット、さらにその下に２３２の指標がある。細かくなるにつれてより具体的になるが、まず大きな17の目標を共有しようと提案したところが、小さくとも大きな一歩だった。

２０１５年に掲げられたこの「ＳＤＧｓ」は、２０００年に国連サミットで採択された「ミレニアム開発目標（Millennium Development Goals：MDGs）」が2015年に達成期限を迎えたことを受けて、「MDGs」に代わる新たな世界の目標として定められたものだ。「MDGs」には「極度の貧困と飢餓の撲滅」「エイズ、マラリア、その他の疾病の蔓延の防止」などが織り込まれており、「先進国が途上国の支援をする」「富む国が貧しい国を支援する」という構造自体に批判が向いていた。そもそも先進国が起こした問題ではないかというわけだ。

それを受け、2015年に新たにつくられた「SDGs」では地球上の「誰一人取り残さない（leave no one behind）」ことを目指し、どの国も当事者として取り組める普遍的な課題の共有へと繋がったのだ。

15年の間での「MDGs」から「SDGs」へという変遷は、本書で提案している新しい医療の場における関係性の変化にも通じるものがある。

「医者と患者」「医療を与える側と受け取る側」「医療の提供者とそれを受ける者」という固定した関係性から自由になり、誰もが当事者としてともに問題解決に向かっていきたいと考えているからだ。

自分に余裕がある時には助ける側に回ればいいし、余裕がない時には助けられる側へ回ればいい。ケアをする側は、同時にケアをされる側にもなる。実際、激しい医療業務を続けても心折れず仕事を続けることができるのは、ケアをしている立場のようであっても、「いのち」が持つ計り知れない生命の力を現場で体験することで、自分自身の心身も更新され、「いのち」が呼びさまされる体験が多いことを実感しているからだ。

ケアを「する」「される」と役割が固定化すると、水の流れが上から下にしか流れないように一方通行の関係性となり、その構造自体が権力のような働きを生み出してしまう。それでは水の流れは循環しない。しかし自然界では、山に雨が降ると、川の流れが集まって海へと繋がり、海水は太陽の力で重力に抗って天上へと上昇し、雲となる。雲はまた雨となって循環する。自然界の水の流れはかたちや名称を変えながら循環し続けることで、自然界の全体性を保っているのだ。私たちの役割もまた固定化することなく相互に変化することで、お互いがお互いを支え合う関係性を保つことができるはずだ。役割や立場から自由になり、互いを支え合う。それは医療だけでなく、広く育児や教育の問題とも共通しているだろう。私たちは、教えているようで、同時に教わっている立場でもあるのだから。

世界の多様な国々の共通目標として掲げられた「SDGs」での17の目標は、相互に関連している。一つひとつをバラバラに捉えるのではなく、部分と部分とが繋がり合った全体性の問題として捉えていくことが大事だ。人の体を構成する部分である脳、心臓、肝臓、腎臓、血管などに起きた問題が、「いのち」という全体性の問題の一部として立ちあらわれてくるように。それは「からだ」だけでなく、「こころ」をも含んだ「いのち」における普遍的な現象でもある。大きな問題は、常にかたちを変えて小さな問題として身近に起こっている。大きな問題を無視せずに、自分が受け止められる小さな問題としてまず捉えることが大切だ。

以下に、「ＳＤＧｓ」で掲げられた17の目標を紹介する。これは国単位の世界的に大きな目標であるが、小さな問題が寄り集まって大きな問題へと発展していくように、私たちの日常にも深く関係していることがわかる。新しい医療の場を考える時、「ＳＤＧｓ」で掲げた項目と歩調が合っているかどうかと立ち止まってみることは、私たちが目指したい未来と、自分の歩む道が繋がっているかを確認するためにも重要なことだと考えている。

〈「SDGs」での17の目標〉

❶―貧困をなくそう（あらゆる場所で、あらゆる形態の貧困に終止符を打つ）

❷―飢餓をゼロに（飢餓に終止符を打ち、食料の安定確保と栄養状態の改善を達成するとともに、持続可能な農業を推進する）

❸―すべての人に健康と福祉を（あらゆる年齢のすべての人の健康的な生活を確保し、福祉を推進する）

❹―質の高い教育をみんなに（すべての人に包摂的かつ公平で質の高い教育を提供し、生涯学習の機会を促進する）

❺―ジェンダー平等を実現しよう（ジェンダーの平等を達成し、す

べての女性と女児のエンパワーメントを図る)

❻ 安全な水とトイレを世界中に(すべての人に水と衛生へのアクセスと持続可能な管理を確保する)

❼ エネルギーをみんなにそしてクリーンに(すべての人に手ごろで信頼でき、持続可能かつ近代的なエネルギーへのアクセスを確保する)

❽ 働きがいも経済成長も(すべての人のための持続的、包摂的かつ持続可能な経済成長、生産的な完全雇用および働きがいのある人間らしい仕事を推進する)

❾ 産業と技術革新の基盤をつくろう(強靭なインフラを整備し、包摂的で持続可能な産業化を推進するとともに、技術革新の拡大を図る)

❿―人や国の不平等をなくそう（国内および国家間の格差を是正する）

⓫―住み続けられるまちづくりを（都市と人間の居住地を包摂的、安全、強靭かつ持続可能にする）

⓬―つくる責任つかう責任（持続可能な消費と生産のパターンを確保する）

⓭―気候変動に具体的な対策を（気候変動とその影響に立ち向かうため、緊急対策を取る）

⓮―海の豊かさを守ろう（海洋と海洋資源を持続可能な開発に向けて保全し、持続可能な形で利用する）

⓯―陸の豊かさも守ろう（陸上生態系の保護、回復および持続可能な利用の推進、森林の持続可能な管理、砂漠化への対処、土地劣化の

阻止および逆転、ならびに生物多様性損失の阻止を図る）

⑯－平和と公正をすべての人に（持続可能な開発に向けて平和で包摂的な社会を推進し、すべての人に司法へのアクセスを提供するとともに、あらゆるレベルにおいて効果的で責任ある包摂的な制度を構築する）

⑰－パートナーシップで目標を達成しよう（持続可能な開発に向けて実施手段を強化し、グローバル・パートナーシップを活性化する）

（国連開発計画ＷＥＢサイトより）

「ＳＤＧｓ」での17の目標と、新しい医療の場の創造との間には、どのような関係性があるのかを一つひとつ考えてみたい。それぞれを自分なりに咀嚼しながら、自分なりの、自分にしかできないやり方で考えてみることが、小さくとも大きな一歩に繋がると考えている。

❶―貧困をなくそう

❷―飢餓をゼロに

命は食に支えられている。貧困により十分な食事を得られない場合は、食の問題に取り組むことも広い意味での医療の役割だ。飢える心配がない最低限の食が確保できれば、次は食の質の問題へと移ることができる。食の力で体を支えるのと同じように、文化や芸術の力で心を支える。健やかな体と心とで命を支えるためにも、食は基礎となる大切な問題だ。

例えば「こども食堂」という取り組みは、貧困対策の一環として始まったものだ。十分に食事をとれず、困っている子どもたちに無償（または低額）で食事を提供しようという人たちの純粋な志から始まった。「地域食堂」や「みんな食堂」などの名称で民間発の自発的な取り組みが各地域で行われている。

NPO法人全国こども食堂支援センター「むすびえ」の活動は、「こども食堂」の場が子どもだけではなく地域の人たちが集まりみんなで食事をする場となり、育児に疲れて休みを求めている親の心身が安らぐ場にもなり、お年寄りと子どもたちとが触れ合う地域の交流拠点にもなっている。

理事長の湯浅誠さんが「こども食堂」で出会った調理ボランティアの最高年齢は91歳の女性で、彼女は「自分のほうこそ元気をもらっている」と話していたとのことだ。歳を経ても誰かのために生き続けることが人生の張り合いや生きがいとなり、みんなでおしゃべりをして食事をすることで元気になっているなら、高齢者にとっても広い意味での医療の場と言えるのではないだろうか。家事や育児、仕事で疲労した親がその場に行くことで笑顔になり元気を取り戻せるなら、それは心の医療の場と言えるのではないだろうか。病気を治療する場ではなく、健康を育む場として。街には子どもも大人もお年寄りもいるし、誰もが毎日食事をしている。このあたりまえの生活が崩れてバラバラになってしまったのであれば、その関係性を編み直すことで、現代が抱える様々な問題を同時に解決できる可能性がある。こうしたすでにある取り組みの中にも、新しい医療の場が生まれる可能性の〝種〟があるのではないかと思うのだ。

❸－すべての人に健康と福祉を
❹－質の高い教育をみんなに

新しい医療の場は、病気治療の場であるとともに健康を保つ場でありたいと考えている。健康を保つことは、私たちの「からだ」「こころ」「いのち」の仕組みを知る自己教育であり、予防医学にもなると言えるだろう。

振り返ってみれば、小中学校などの義務教育では「いのち」のことを学ぶ機会が少ない。性教育は、命の教育のひとつとして大切なものにもかかわらず、日本ではとても遅れてしまっている。体の仕組み、心の仕組み、命の仕組みという基礎的で、本質的で、実際的な学びこそ、体を与えられ、心を与えられ、命を与えられて生きている私たちの「生教育」として何よりも重要なものだと思う。

「生教育」（この中に「性教育」が含まれる）がなぜ大事なのかと言えば、自分は何ものかを問うことでもあり、自分を認めることができれば他者を認めることができるし、そこからすべての命を大切にすることに繋がるからだ。医療にもそうした教育が基礎にあるべきだと考える。一番の教材は常に自分の「からだ」「こころ」「いのち」の働きそのものなのだから。

❺―ジェンダー平等を実現しよう

男性と女性には本来持って生まれた身体的な違いがあり、それによって病や健康に対するアプローチが異なる場合が多少はあるものの、大きく人間という観点からみれば同じである。

医療現場はあらゆる人が訪れるし、あらゆる職種が交錯する場である。男女を含めてあらゆる違いを持った人たちが集うため、男性でも女性でも、どちらかに有利な場をつくってしまうと、どちらかが抑圧されてしまうことが起きる。だからこそ、男女を含めて固定化された軸を越えて平等な地平に立つ必要があり、その共通の基盤こそが「いのち」という尺度なのではないだろうか。

男女は対立概念ではなく補い合う補完概念である。男も女も同じ人間だということを忘れやすいだけなのだ。それでも、男女の社会的な役割の違いは歴史や文化から受ける無意識の影響も大きく、現場の中でジェンダー平等が実現しない場も多いだろう。だからこそ、男女という固定化された軸を一度壊してみて、再構成してみる。新しいジェンダーの軸で新たに医療の場を捉え直してみる。男女における身体的、心理的な違いを認めつつ、どこに共通点があり平等な立場に立てる地点があるのかともに考え、互いを知るきっかけとなる対話の場としても、あらゆる人々が集い合い交じり合う実践的な医療現場は適切なのではないだろうか。

困っていること、傷つき苦しんでいること。そうしたことは男女の軸ではなく、生きとし生ける「いのち」という同じ立場から発されることでもある。だからこそ、固定化した男女の軸を今一度捉え直してみることが、どんな立場の人でも生きやすい社会へと向かっていく大きなきっかけになるはずだ。

❻―安全な水とトイレを世界中に

❼―エネルギーをみんなにそしてクリーンに

私は、患者さんなどの相手の心の状態を把握する時、水のエネルギーが循環するイメージで、心の働きの全体性を捉えている。心の中を流れる水は適切に循環しているか。水が枯れているならば水路や水源は壊れていないか。水路が壊れていたら、ともに創造できないか。もし水源が枯れていたら、別の水源を求めてより深い場所を掘る必要がある。人が生きている以上、どこかに水源はあるはずだからだ。地下の水脈が見つかったら、地上へとくみ上げ、循環させることで心にエネルギーが戻ってくる。地下水（無意識）を地上（意識）へとくみ上げるための〝井戸づくり〟は、その人にとって何かしらの「表現」となる水路づくりでもある。地下にある無意識下のエネルギーを意識上まで運び上げるためには、芸術やイメージといったその人なりの「表現」こそが運び手としての役割を果たす。

私たちの心は何を取り入れて、どのようにして外へと出しているのだろう。例えば、心は文化や芸術や人との関わり合いから滋養を得て、感動したり表現したりすることで外へと放出し、心の水路を様々に巡っていく。私たちが生きていくためには、体にも、心にも、命にも、駆動力としてのエネルギーが必要不可欠であり、取り入れて自身の中を巡ったら、放出してこの世界へ再び巡らせることも必要なのだ。私自身、その行為の一環として本を書いている。水が循環するイメージを持つことは、私たちの命に対する豊かなイメージを提供してくれるだろう。

❽—働きがいも経済成長も
❾—産業と技術革新の基盤をつくろう

医療界で働くことが、自分の心身や寿命をすり減らし、他者に献身的に尽くすことと交換条件になっていたとしたら本末転倒だ。働き手の心身の充実や健康が大前提であり、自分の心身が満ちて初めて、医療を提供する側も責任ある役割を果たせるのだから。

心身が疲れているならば、まずは自身の全体性を回復させる必要がある。例えば、森などの豊かな自然の中で、すべてが繋がった循環の中に身を浸すと心身のエネルギーもおのずから循環して整っていくだろう。医療の働き手にとっても、健康を回復する場づくりは自分自身が当事者として極めて重要なことなのだ。ただいるだけでも心身が整う場、ただ働いているだけで心地のいい職場の創造は、常に自分自身の問題としても還ってくる。

働きがいや生きがいは、そうして心身が心地よい場の上にこそ育つ感性なのだと思う。より良い世界を目指して機械も技術の革新も常に生まれてきたはずだが、機械化や技術開発自体が目的とならないよう、働きがいや生きがいを感じられる、生き生きとした場の創造の手段として、うまく共生していくことが大切なのだろうと思う。

山をつくるためには、穴を掘らなければいけない。私たちは山を高くつくることを文明としたが、それは同時に多くの穴という欠落や欠損もどこかにつくり出していることを忘れてしまっている。人間がつくってきた文明という「山」は十分高く、むしろ山ばかりになって、穴が増えてしまったことで困っているのが現状だ。次なる一手は、自分ができる範囲で「穴」を埋めていくこと。社会の欠損や欠落を補っていく行為こそが、全体の調和やバランスを回復していくために私たちが取り組む大切な仕事になるだろう。

❿―人や国の不平等をなくそう
⓫―住み続けられるまちづくりを

これからの医療の場づくりは、街づくりと連続したものになるだろう。住みやすい街、居心地がいい街は、無意識のうちに心身に大きな影響を与え続けているからだ。ただ生きているだけで充分だと思えない社会は病んでいる。人間の立場だけではなく、他にも共生しているあらゆる生命の立場にも常に配慮し心を配りながら、「いのち」の視点で街づくりを考え、街づくりの一部分としての新たな医療の場づくりを考えていく必要がある。医療は決して孤立したものではなく、私たちの生活を支える必須の要素だからだ。医療者の側も、街づくり、地域づくりの一環としての病院や医療機関の役割に立ち戻る必要がある。

人が生まれる場所と死ぬ場所は、今では病院という場が担うことがほとんどだ。それならば、こういう場所で生まれてよかった、こういう場所で死ぬことができてよかったと思える場づくりを、医療者が積極的に取り組む必要があるのではないだろうか。

命が生まれ、育ち、生きて、死ぬ。そうしたプロセスに寄り添う場とはどういうものだろうか。それと同時に、生き生きと暮らせる街づくりや孤立しない街づくり、生老病死のプロセスと寄り添うことのできる街づくり、自分の心身を大切にすることができる街づくり。そうした取り組みは、医療の場づくりとひと続きのものである。

すべての生命は自然に由来するものだが、私たちの命の故郷である自然を本当に大切にしているだろうか。命や体は一時的な借りものであり、命は誰かから受け渡され、誰かへと受け渡していくものだ。体の中にある生命世界の観点から見てみると、「いのち」の働きは人種や国境を超えて平等だ。そうした生命や自然の根源に立ち返って共通点を探りながら、「いのち」の持続可能性を考えていく必要があるだろう。

⓬―つくる責任つかう責任

医療資材にあふれた現代では、医療廃棄物も莫大なものになっている。本当に必要なものを吟味して、最小限の道具で最大限の効果が得られる工夫は医療現場でも大切なことだ。そして、医療で使うものも持続可能なものへと切り替えていく必要があるだろう。経済的な利点と便利さから使い捨ての医療器具も増えているが（もちろん衛生面から使い捨てが適切な場合もある）、廃棄物を増やさない工夫も必要なことだ。医療資源は無限にあるわけではない。この世に存在するつくられたもの、使われたものはいずれかたちを変えて捨てられる運命にある。必ず誰かが廃棄物の処理をする役割を担っている。つくる側も使う側も、便利さや効率性だけではなく、どんな状況やどんな環境でも持続的に使い続けることができる安全な医療器具の開発と使用は、どの現場でも急務となるだろう。

⓭―気候変動に具体的な対策を

⓮―海の豊かさを守ろう

⓯ ─ 陸の豊かさも守ろう

気候変動により災害が頻繁に起きた時など、病院には数多くの人が一気に押し寄せることになるが、現時点でも医療は常に飽和状態にあり、余裕がない状況が続いている。２０１１年３月11日の東日本大震災では、そもそも医療施設自体がなくなってしまった。災害前からでも危機的状況に応じて病院や医療体制が対応できるような柔軟な体制づくりが必要である。そして、「病気学」としての病院だけではなく、「健康学」としての多様な場こそが、災害時の受け皿としても機能し得るだろう。

海と陸の豊かさを守ることは多様性を守ることでもあるが、病院や医療の場にも同じような豊かさや多様性が必要だ。医療専門職以外にも音楽家、芸術家、芸人、文筆家、農家、料理家、建築家など、多様な職種や役割を持つ人が集い交わることで、医療現場はより多様な受け皿として柔軟に対応できるようになる。一見すると医療とは思えない行為の中に、私たちが感じる心地よさや健康に繋がる本質的なヒントが隠れているはずだから。医療の場に多様性が保たれていることで、医療の枠内だけで考えていてはわからなかった想定を超えた展開が起きることを期待したい。

数十億年の歴史の中でなぜ生物は多様性を維持してきたのか。それはやはり多様性を保つことそのものが生命の持続的な繋がりにおいて計り知れない大きな意義があるからではないだろうか。

地球規模での様々な問題が頻発している昨今、私たち個人個人が地球の根っこと繋がり、地球規模で捉える視点を必要とする時代へと突入している。今一度立ち止まり、地球の中にある循環の輪を捉えてみよう。

海と陸とは、地球レベルでのエネルギーの循環をしている。局所的な異常気象が続発しているのは、おそらく現代社会が莫大なエネルギー消費型社会になったからだ。誰もが携帯端末を持ち、常に電気を介したエネルギーを消費するようになり、そうしたエネルギー消費型社会は全世界に広がっている。エネルギーを使うと、熱として空気中に放射される。自然界で人間だけが膨大な熱エネルギーを空中へと発散させ続けると、大気の動き、水の動きとしてそのエネルギーの流れを補正する必要が生まれ、局所的な天候異常の多発に繋がっていく。

私たちが選択した現代のライフスタイルは、地球の変化に密接に繋がっているのだ。私たちが地球上で使うエネルギーも、必ずどこかからやってきて、どこかへと向かっていくものだ。そうした地球規模での自然界のエネルギーの循環を意識することは、気候変動をより自分事として捉え直していくこととも関係がある。

自然界では雨、台風、雷などにかたちを変えて、水やエネルギーが循環しているように、私たちの内なる自然も同じく、雨や台風の日もあれば、晴れの日もある。外的な自然環境とうまく付き合っていくことと、内的な自然環境の変動とうまく付き合っていくことは、共通したテーマが潜んでいる。そして、医療現場で体や心という内的自然を扱っている人たちにとっても、外的自然の変化を捉えることは、体や心を適切にケアしていくうえでも大切な視点なのだ。

⑯―平和と公正をすべての人に

私たちの命は、競争原理や闘争原理ではなく、協力原理や調和原理を主軸として平和的に運営されている。病や症状と勝利するまで戦うという考えは、体や心を戦争のメタファーとして捉えることになる。そうではなく、病や症状と共存する道を探していくことが大事だ。ウイルスや細菌などの感染症も、人類の敵とみなして撲滅や殲滅《せんめつ》という戦争のメタファーで捉えるのではなく、あらゆる生命と共存し共生する道を探していくという視点でみれば、人間側にも相手の居場所を奪っていたのではないかと、こちらが譲歩すべき道筋が見えてくる。病も体という場、感染症も地球という場で、何かしらの理由をきっかけに起きている以上、どちらかを排除するのではなく、第三の共存する道を探っていかなければいけないのだ。

右足と左足とが別の方向を向いたら動けないように、右手と左手が争ったら前へ進めないように、体のそれぞれの部位は互いに協力し合いながら、体という全体性を維持するために与えられた役割を果たしている。平和に公正に、まさに命のドラマとして日々実践され続けているのだ。

「いのち」の協力原理を知り、複雑さと精密さ、そしてかけがえのなさを知った時、自分の命も他者の命も尊重する思いが芽生える。私たちは生きている限り誰もが命を与えられているからこそ、「いのち」の働きを自覚して中心に据える人が増えていけば、人と人とで構成されている社会も、命を軸にしたかたちへとシフトしていくだろう。「いのち」の働きを中心軸に据えた、新しい医療の場を創造し維持し続けることこそが、平和の基礎になると私は強く信じている。

17 ─ パートナーシップで目標を達成しよう

これまで見てきたように、「SDGs」が提唱している地球規模の課題目標は、新しい医療の場の課題としても取り入れることができると考えている。普遍的な方向を向いているからこそ、結果的に多くの共感を受

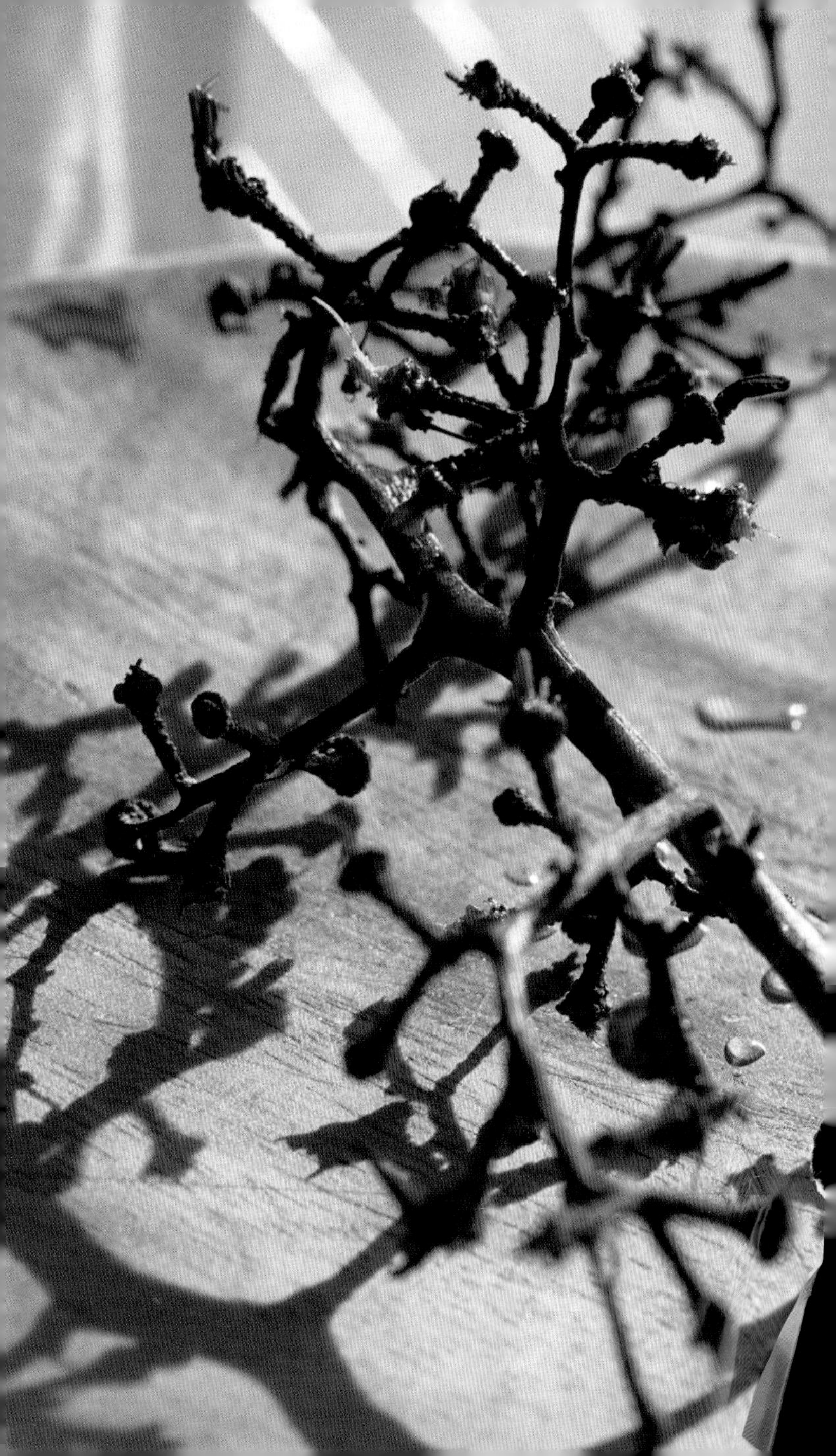

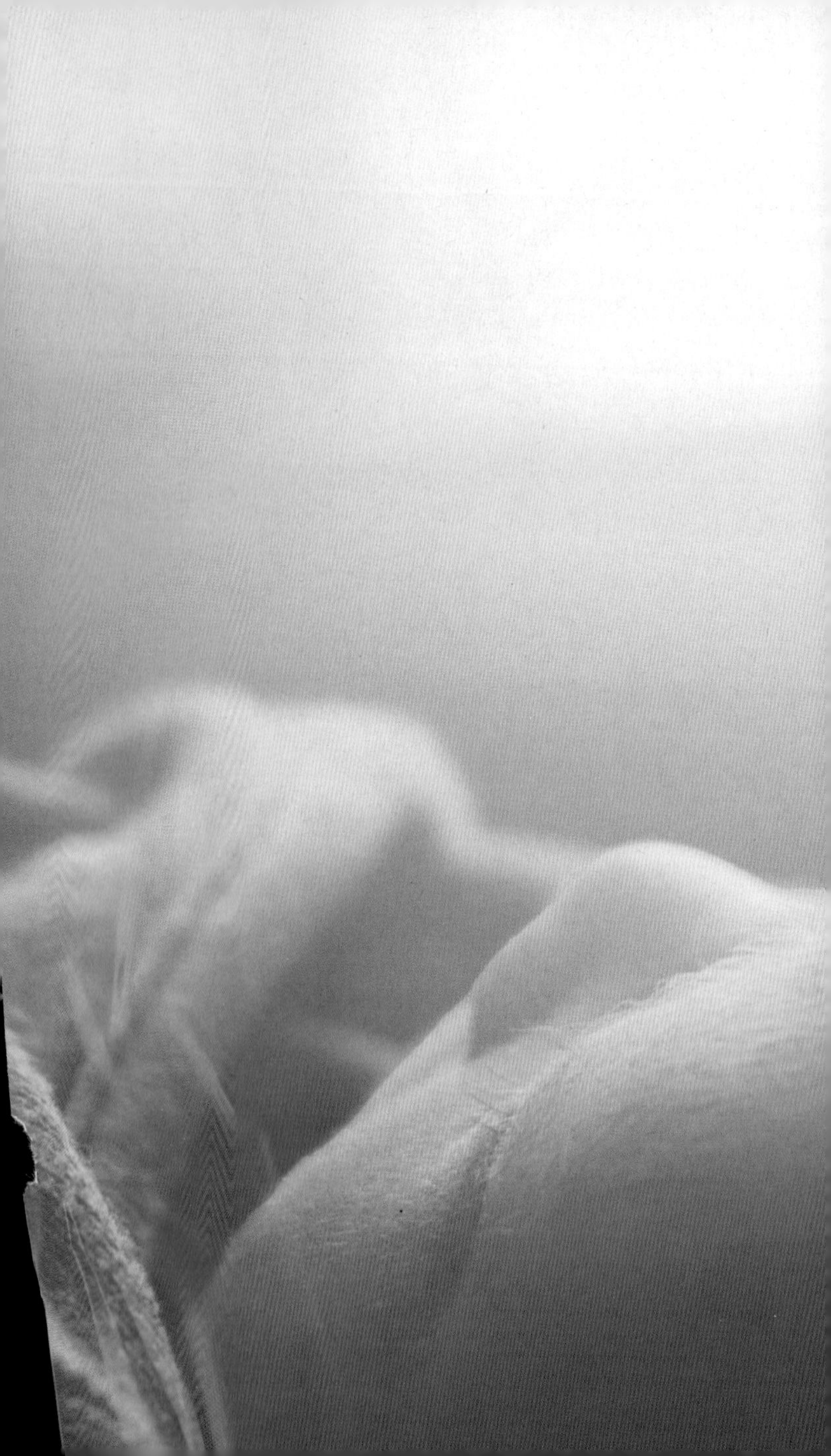

け取っている。「ＳＤＧｓ」の地球上の「誰一人取り残さない」という姿勢を、もう少し小さな範囲の医療の場、あるいは地域といった規模で実現していきたい。

他にも、先駆的でおもしろく、それでいて普遍的で個性的な動きをしている人たちは世界中にたくさんいるだろう。そうした知恵を寄せ合っていけば、現代社会が抱える問題が連鎖的に同時に解決できる可能性すらある。医療は医療として孤立して存在しているのではなく、教育、政治、経済、地域、社会、エネルギー、自然、地球など、あらゆる問題と分かちがたく結びつきながら全体的な問題を持って存在しているからだ。

繰り返しになるが、それは人間の体の仕組みとまったく同じことなのだ。体の約60兆個に及ぶ細胞が臓器や器官をつくり、多様性が調和し、協力しながら全体性をつくり上げている。私たちのお手本は、常にこの命そのものの中から無限にくみ取ることができる。

当事者としての関係性

子どもの時に、戦争、暴力、差別、貧困、自然破壊など、現代が抱える様々な問題を初めて耳にした時、「どうしてそんなことが起こってしまうの?」と考えたことがなかっただろうか。そんな初めての体験をこそ大切にしてほしい。そうした純粋で素朴な思いを発端に、「なぜそんなことが今なお存在しているのだろうか」「なぜいまだに解決できないのだろうか」と問い続けることを大事にしてほしい。悩んだ時は、何ものにも染まっていない存在に触れたり、何ものにも染まっていなかった自分自身と対話して、純粋な感覚を呼びさましてほしい。

今、自身が取り組んでいる仕事と日々の暮らしとがバラバラなものとなり、関係性が失われてしまっているならば、切れてしまった関係性をもう一度どのように結び直すのかが大事になる。そして、その解決策のアイデアは、それぞれの人生の軌跡を土台に、多様な個性が寄り集まったところにこそ発揮されるのだと思う。

ひとりの個人だけの問題ではなく、人と人の間にも、人とその他の生命の間にも、人と自然との間にも、あらゆる関係性は分かちがたく繋がっている。「からだ」「こころ」「いのち」の全体性を取り戻す医療は、世界の平和へ、多様性が共存、共生する未来へと繋がるはずだと、きっと多くの仲間がいると信じ、希望を持ちながら私は活動している。

自分が子どもの時に大切にしていたことを損なわないよう、子ども時代の自分に嘘をつかないよう、子ども時代の自分が尊敬できる自分になれるよう、今こうして生きていることが、自分という人生の過去と現在と未来との関係性を繋ぎ合わせることになる。

　新しい医療の場は、医療だけではなく教育や芸術やあらゆる文化の力を総動員してつくり上げていく必要がある。そこには外野で見物する傍観者は誰もおらず、全員が何かしらの当事者として持てる「力」を提供し、そこで生まれる関係性の網目のひとつとなり参加していくことが求められる。

　例えば、そこにいると安全で安心できる場、関係性が固定されず流動的に循環する場、ただ生きているだけで肯定される場など、求めることはたくさんあるが、場を完成させるひとつの重要なピースは、そうした場の創造に関わり、参加する自分自身の存在だろう。

私たちが生きることは常に学びの連続だ。現代が抱える様々な課題や問題も、学びの通路ですべてが繋がっている。問題の根底にある本質を発見し、解決策をともに考えていくこと。現在の医療の場にも、解決すべき課題はたくさんある。そのためには、「生きる」営みすべてが繋がって関係性を結んでいる状態を目指していきたい。

私たちが子どもの時、すべてのものが自分とかけがえのない繋がりを持って存在していたはずだ。子どもを見ているとその頃の自分を思い出す。ぬいぐるみであっても、ホコリであっても生きもののように話しかけ、ドアを閉める時にも「風さん、ごめんね」と話しかけ、私たちが見えない森羅万象と交流し、特別な通路を介してすべてと繋がり合っているのがわかる。この世界のあらゆる存在物と自分は切れ目なく繋がり、あらゆるものが平等に存在している世界を誰もが生きていたはずなのだ。空の切れ目はどこにもなく宇宙の果てまで繋がっているように。

もしそうした森羅万象との全体性を持った関係性の網目が断ち切れてしまい、自分との関係性を見失ってしまったのなら、もう一度、この世界と関係性を繋ぎ直す必要があるだろう。

実際、日々の医療現場で起きることはわからないことだらけだ。科学も含めた人間の営みは、未知なるものやわからないものをなんとか理解しようとして、共感能力を少しずつ拡張させていくことで、自然や人間への深い理解に至ってきたのだと思う。それぞれの人生の体験が違い、見えている現実がそれぞれ違うがゆえにこそ、互いの体験をともに感じ合おうとして、深い理解に至ることができるし、自分の体験の種類とそこで体験した感情の深みとの両方で、共感、共鳴し得る範囲は拡張していくのだと思う。

学ぶことは、偏見をつくるために行うものではなく、偏見から自由になるために行われるものだ。日々生きている過程の中で、体や心に起きる様々な問題に対して、私たちは目をつぶることもできるし、学ぶこともできる。否定し合い、阻害し合うこともできるし、学び合い、教え合うこともできる。だからこそ、一人ひとり異なり多様である体や心のことをどのように扱っていくかも、どのような社会をつくっていくかも、私たちがこの現実に対してどのように生きていくのか、そのあり方が大きな鍵を握っている。

いのちからの呼びかけ

ふとラジオを聞いていると、いろいろな事件や問題が連日取り沙汰され、悲しくなることがある。取り上げられている問題は実に多様だ。公文書改ざんなどの政治的な問題だけではなく、幼児虐待や殺人事件、違法薬物の使用、あおり運転、スポーツでの危険行為……などの社会的な問題まで。こうした話は一見すると関連性がないと思われるが、問題のすべてに共通している点がある。それは、すべて人間の「意識」の状態の問題であるということだ。自分がいる場や環境の変化によって意識状態そのものが変わってしまうと、人はひどいことも信じられないこともたやすく行えてしまう。人間は脆く弱い存在であり、場や環境の影響でたやすく変容してしまう。

私たちはどんな人でも赤ちゃんとして生まれてくる。すべてを吸収できる存在であり、同時にすべてが満ちている存在として。この世界に生まれ落ちた瞬間から、人はあらゆる周囲の環境から貪欲に命がけで学び始める。すべての人の気質や体質、家庭環境や社会環境が異なるため、あらゆるバリエーションを持った性格や性質を持った人間へと育っていく。これまでの歴史において誰ひとりとして同じ人間は存在しなかった。そして今後も登場することはない。その事実は改めて考えてみるとすごいことだ。

それは、生き物が単細胞生物だった時に、生命情報をコピーして「同じ存在」が自己増殖で増えていく時代から、多細胞生物へと進化し、「性」を生み出したことで多様性を創出しながら「違う存在」が増えていく時代へと変化したからでもある。「全員が同じ」から、「全員が違う」生物の時代へと。多様性とは、私たちの祖先が編み出した、生き抜くための生存戦力でもあった。

私たちはまるでラジオの周波数を変えるように常に違う意識の状態で過ごしている。集中、緊張、リラックス、覚醒、睡眠、まどろみ、怒り、不安、恐れ、悲しみ、性衝動、破壊衝動、正体不明の衝動、権力欲、支配欲、性欲、食欲、合理化、正当化……。生きているだけで実に様々な意識の状態を変動していることがわかるだろう。ロシアの医師であり作家でもあったチェーホフが、「風邪を引いても世界観は変わる。よって、世界観は風邪の症状にすぎない」と揶揄したように。体の状態が少し変わるだけで考え方が変わり、ものの見え方や感じ方まで変わってしまう。人間はそうした不安定な存在であり、その不安定さを生きる力へと変化させながら日々を生き続けている存在であるとも言える。

先に挙げた社会に起きている様々な問題は、すべて「ある閉じられた世界」において人間の意識状態が変化したことで引き起こされた事件でもある。閉じられた世界では、その固く閉塞した場所の影響を受けて、その中で生きている人間の考えも固くなる。心は弾力を失い、固定化し、他の世界観や考えを一切受けつけなくなる。それはまるで、同じ人とは思えないほど急激な変貌を遂げる場合もある。

人間は弱く脆いものだ。まずそこから始めたい。人間は弱いからこそ、社会や場の状況や雰囲気に簡単に影響を受ける。すっぽりと何かに自分自身が覆われて動かされている、そのことにすら気づけなくなる。見えているはずのものも見えなくなるし、聞こえているはずのものも聞こえなくなる。見たいものだけを見るようになり、聞きたいものだけを聞くようになる。

人間の意識状態のモードが場の影響を受けて簡単に変わってしまうからこそ、常に自己チューニングを行い、自分を整えることが、今の時代に強く求められるのだ。そして、どういう「場」を私たちがつくっていくのか、ということも。

そのためには、人間とは「何か」を知る必要がある。私たちの「からだ」や「こころ」はどういうふうにして成立しているのかを知る必要がある。そこにすべての答えはある。

社会で起きる様々な問題を見ていると、すべては人間の「からだ」や「こころ」の問題の変奏曲だ。そのためにもまず人間とは何かを知らないといけない。自分とは何か。そこに必ず解決の糸口がある。「いのち」の原理は、生きているだけですべての人がすでに与えられている。だからこそ、「いのち」の原理を中心に据えた社会を私たちがともにつくっていくことで、社会は必ず新しく生まれ変わる。

私たちが、今も現にそうして生きているように、一人ひとりの人間の問題と、一人ひとりの人間が織りなす社会の問題とは、ひと繋がりの同じこととして考えないと「いのち」の本質はわからない。私たちは常に「問い」を突きつけられているのだ。けれど、必ずしもひとりで問題を抱える必要はない。探し物が見つからない時は、みんなで探せば早く見つかる。「からだ」を知ること、「こころ」を知ること、「いのち」を知ること、それがすなわち自分を知ることにも繋がっていく。すべてはあらゆる問題の根源に繋がっていて、命がけで取り組む価値がある。赤ちゃんがこの世界から発見し続けることで大人になったように、人生には無限の発見が秘められているからこそ、おもしろいのだ。

そうした「いのち」についてともに学び、ともに考え、問題や課題を解決していく場をつくりたい。それを実現するためにも、勇気を持って「いのち」を中心とした場を、小さくてもいいから、できる範囲でつくっていきたい。それが、「いのち」を与えられて、この世に生まれ落ちてきた私たちができる、最高の表現だと思うのだ。

おわりに

2020年、新型コロナウイルスの流行によって、私たち人間社会に突きつけられた問題の本質とは何なのだろうか。

「病気」への対応や対策の視点だけではなく、個人や社会の「健康」はどのようにして成立するのかという視点を忘れないで歩みを進めたい。「病」を中心に据えた対応だけでは、常に対症療法となるからだ。ウイルスや病を完全に消し去ることはできない。ウイルスや病が存在していても、個人の「健康」、場の「健康」が同時に両立する社会とはどういうものなのか。そうした世界を生き抜いていくことが根本的な解決策になり得るのではないだろうか。答えはまだない。だからこそ、私たちがどの方向へと歩みを進めていくかが、結果として道になる。

人間がつくってきた場や共同体、社会という営みの中で、私たちの「つながり」は変化を繰り返してきた。小さな共同体での「つながり」はいいところもたくさんあったが、密な関係性ゆえに村八分や差別、不自由さも同時に抱えることになった。そんな密な関係を壊して都市化へと向かうことで、新しい「つながり」を求めた。ネット社会が発達し、私たちが新たな関係性を築いているところに、新型コロナウイルスをきっかけとして「つながれない」時代へと新たに突入した。

ただ、大事なことは「つながっている」事実よりも、「つながり方」であり、自分と他者がどういう通路で繋がるのか、ということなのではないだろうか。そして、「つながり」には常に距離感こそが大事なのだということも忘れてはいけない。

これからは、作家の村上春樹さんが『ねじまき鳥クロニクル』（新潮社）という長大な物語で紡いだ「壁抜け」のような「つながり」の時代になるのではないかと思う。

「壁抜け」のような「つながり」とは何か。

それにはまず、それぞれ個人が自身の存在や「いのち」の源を掘り続けること。自分の中の〝底〟へと掘り進めることは、自分という存在や「いのち」の水源と新しく「つながる」ことでもある。底へといくと、そこでは見たくなかった自分や、隠れていた影とも直面し、対決する必要もある。過去の自分は、自分という存在の底で、現在の自分と新しく繋がり直すことを待ち続けている。

ひとりで乗り越えられない時には、他者の力を借りることも必要だ。登山と同じで、伴走者の助けが必要になる時もあるが、最終的には自分の足で歩みを進めなければいけない。いろいろな苦難を乗り越えながら、自身の存在の深い源に降り立った時（深い井戸に降りた時）、そこでふっと「壁を抜け」、時代を超えて、繋がる場所がある。それは、「深い精神的なつながり」と言えば軽く感じてしまうかもしれないが、「たましい」や「いのち」の奥底で強く、確かに他者と繋がることだ。

私自身、親しい人たちとはお互いの「たましい」や「いのち」を通した「つながり方」を大切にしている。お互いの深いところにある無意識を介してつながることは、お互いの長所だけではなく短所もすべて（光だけではなく影も含めて）、相手をまるごと受け止める必要がある。無意識を介して深くつながるためには、お互いに自分自身の井戸を深く掘る覚悟が必要なのだ。

故人であれば、ジョン・レノン、岡本太郎、手塚治虫など、深く深くのめりこんだ存在と、自分なりに掘った深い井戸の底を介して「壁抜け」し、常に繫がっている感覚がある。そうした井戸の底を介した「つながり」は、自分が危機的状況を迎えている時にこそ、「いのち」の底で支えられている存在がいることに改めて気づくのだ。

そうした次の時代における「つながり」は、「いのちの輪」と表現されるような「いのち」を中心軸に据えた「つながり」へと移行していくのではないだろうか。

実際、私たちの命は、他の命を分けてもらうことで生きている。そうした「いのち」の深層の事実に向かい合う必要があるのだろう。だからこそ、一時的に「つながる」ことができなくても、むしろ今はできないからこそ、真の「つながり」があぶり出される時間が必要なのだ。今は表面でつながれないからこそ、お互いが「いのち」の井戸を掘る時間が生まれ、井戸の底に自分という存在の「いのち」の鉱脈を発見する。「いのち」の水源は、時間と空間を越えて「壁抜け」し、人と人とをつなぐ。そこは役割や立場、名前さえからも離れ、「いのち」の働きだけがある場所だ。表面的には前に進めないように見える時だからこそ、「新しいつながり」が深層で起きている。そうした新しい関係は、深い井戸を経て変容し、成熟し、新たにつながり直すプロセスの結果として芽生えてくるものなのだ。そこからが「はじまり」なのだ。

私が思う新しい医療の場は、「いのち」というフィロソフィーを中心にして、役割や立場から自由になって人が集う場だ。もちろん、医療や福祉の専門職がいてもいい。しかし、「いのち」のことを思って仕事についている人たちは、あらゆる職種の中にいる。職業という狭い枠を越えて、誰もが生きる営みの中心には「いのち」の働きがあるのだから、生きている人はみなその可能性を追求して生きている。大人だけではなく、子ども、お年寄り、あらゆる生きている人たち。そして、亡くなった人たちも「いのち」を伝えているし、人間だけではなく他のあらゆる生命も「いのち」として生きている。雑草、虫、ウイルスも、その呼び名で呼んでいるのは人間の都合であり、地球や宇宙の視点から見ると、すべては「いのち」である。

誰もが「いのち」の可能性を追求する権利があり、実現する場が必要であり、それこそが新しい医療の場になる。ある意味であたりまえの原点へと戻っていく。「いのち」というフィロソフィーを中心に据え、そこに集う人たちの個性や違いが発揮されることで未知なるものが誕生する。

誰しも人には違いがあり、個性がある。それぞれの「いのち」が発芽する場があれば、必ず違いが生まれ、それこそが個性である。本来的に私たちは全員が違うからこそ、場自体もいろいろなかたちが誕生し得る。だから私は、固定化した具体的なかたちで表現することができない。

それは一見すると、銭湯のようで、寺のようで、美術館のようで、芸術祭のようで、保養地のような場かもしれない。大事なことは見た目ではなく、「いのち」というフィロソフィーを中心にした場であるかどうか、ということだ。多様な個性が出会い、ぶつかり合い、「いのち」のフィロソフィーを全員が強く抱き、大切にしながら、その中心軸からぶれないようにみんなが心を寄せ合い、「いのち」の可能性を探求し、表現し、実現できる場。そうした場こそが、新しい次の医療のかたちになるだろう。

『いのちは のちの いのちへ』という本書のタイトルは、緒方正人さんの語りによる『常世の舟を漕ぎて 熟成版』（辻信一編著 ゆっくり小文庫）の中から使わせていただいた。

緒方さんは自身も水俣病を発症しながら、家業の漁師を継いだ方だ。ある時点から、水俣病の被害者としてではなく、文明社会における「いのちの加害者」という立場を自身に重ねながら、加害者や被害者という固定化した場を超えた新しい関係性を求めて表現し続けてきた。現在も、不知火《しらぬい》海で漁師を営み、海という自然と一対一で対峙しながら、それでいて自然との新しい関係性を結び直しながら紡ぎ出される言葉は、魂が震える。

「いのちはのちのいのちへ」という言葉は、緒方正人さんの句の一部である。先の著書から引用させていただく。

「いのちはのちのいのちへ、のちのちのいのちへとかけられた願いの働きに生かさるる」

普通、いのちというと、「私のいのち」のことと思っちゃう。ところがいのちなんて所有できないんですよ、ということを言ったわけです。いのちは所有するものじゃなくて、運動性そのものなんだと。生命史がこれだけ続いてきたという人間のコントロールを超えた摂理といってもいい。

私は熊本で生まれ、父の仕事の関係から水俣で暮らしたことがある。父も祖父も医師であり、医療の世界を身近な視点からも生活の視点からも捉えてきた。水俣病が抱える問題に関して、いまだに答えは出ていない。ただ、水俣病で亡くなった方々の思いを引き継ぎながら、自分なりのやり方で医療や社会という全体性を更新していく役割を、「いのち」という運動性とともに受け継いだように思っている。水俣病に尽力された原田正純先生とも、亡くなる直前にお会いする偶然があった。亡くなる直前まで取り組んでいた絵画を見せていただいたが、その絵画は海であり波であった。すべてを受け入れる海。そして永遠に続く波。

私たちは、そうして静かに故人から大切なものを受け渡されている。それはまさに秘儀だ。受け取るかどうかは、自分の生き方に委ねられている。いのちはのちのいのちへ。

私も含め、生きとし生けるものはいずれ死を迎えるが、こうして一言一言記した言葉が、誰かの心に深く染み込み、「いのち」の運動として誰かに働きかけることができれば、自分の「いのち」も運動性の一部として受け渡されていく。のちのちのいのちへ。

こうした本を、２０２０年という歴史的にも大きな節目の時に出すことの意義を噛みしめながら、文章を紡いだ。多くの人たちの助けを得て、本というひとつのかたちができあがり、流通に乗って、人々の手に渡り、読まれることで「いのち」の運動として生命を得る。本をつくるために心を寄せ合ったみなさんの名前を一人ひとり挙げることはできませんが、私の心の中には「いのち」の運動として組み込まれています。手に取っていただいたみなさまも、本当にありがとうございました。

２００年近く前に生きていたゲーテの作品の中で、私の好きな詩を最後に共有して、「いのち」の運動に変えさせていただきたいと思う。いのちはのちのいのちへ。

神性

人間は気高くあれ、
情けぶかくやさしくあれ！
そのことだけが、
我らの知っている
一切のものと
人間とを区別する。

我ら知らずして
ただほのかに感ずる
より高きものに幸あれ！

人間はそのより高きものに似よ
人間の実際の振舞いが
それを信じさせるようであれ。

自然は
無感覚なり。
太陽は
善をも悪をも照らし、
月と星は
罪人にもこの上ない善人にも
同様に光り輝く。

風と溢るる流れと
雷鳴とあられとは
ざわめきつつ進み、
だれ彼となく捕えては、
急ぎ通り過ぎる。

同じように運命も
人々の中に探りの手を入れ、
少年のけがれない
巻き毛を捕えるかと見れば、
罪を犯せる
はげ頭をも捕える。

永劫不変の
大法則に従い、
我らはみな
我ら生存の
環をまっとうしなければならぬ。

ただ人間だけが
不可能なことをなし得る。
人間は区別し
選びかつ裁く。
人間は瞬間を
永遠なものにすることもできる。

人間だけが、
善人に報い、
悪人を罰し
癒し救うことができる。
またすべての惑いさまよえる者を、
結びつけ役立たせる。

我らはあがめる
不滅なものたちを。
彼らも人間であって
最上の人間が小さい形で

なし、あるいは欲することを
大きな形でなすかのように。

気高い人間よ、
情けぶかくやさしくあれ！
うまずたゆまず、
益あるもの正しきものをつくれ。
そしてかのほのかに感ぜられた
より高きもののひな型ともなれ！

『ゲーテ詩集』（ゲーテ　高橋健二訳　新潮文庫）より

稲葉俊郎（いなば・としろう）

1979年、熊本生まれ。医師。東京大学医学部付属病院循環器内科助教を経て、2020年4月より軽井沢病院総合診療科医長、信州大学社会基盤研究所特任准教授、東京大学先端科学技術研究センター客員研究員、東北芸術工科大学客員教授に就任。「山形ビエンナーレ2020」では芸術監督も務める。医療の多様性と調和への土壌づくりのため、西洋医学だけではなく伝統医療、補完代替医療、民間医療も広く修める。未来の医療と社会の創発のため、伝統芸能、芸術、民俗学、農業など、あらゆる分野との接点を探る対話を積極的に行い、講演・勉強会なども各地で行なっている。音楽、絵画などにも造詣が深く、さまざまなジャンルにおいて医療との接点を模索。共著に『見えないものに、耳をすます』（アノニマ・スタジオ）、著書に『いのちを呼びさますもの　―ひとのこころとからだ―』（アノニマ・スタジオ）、『ころころするからだ』（春秋社）、『からだとこころの健康学』（NHK出版）。

https://www.toshiroinaba.com

ブックデザイン　吉田昌平・田中有美（白い立体）
写真　稲葉俊郎
編集　薮下佳代
浅井文子（アノニマ・スタジオ）

いのちは のちの いのちへ
新しい医療のかたち

2020年7月5日　初版第1刷　発行

著　者　稲葉俊郎

発行人　前田哲次
編集人　谷口博文
アノニマ・スタジオ
〒111-0051　東京都台東区蔵前2-14-14　2F
TEL　03-6699-1064
FAX　03-6699-1070

発　行　KTC中央出版
〒111-0051　東京都台東区蔵前2-14-14　2F

印刷・製本　シナノ書籍印刷株式会社

ISBN 978-4-87758-808-3 C0095
定価　本体1600円（税別）

アノニマ・スタジオは、
風や光のささやきに耳をすまし、
暮らしの中の小さな発見を大切にひろい集め、
日々ささやかなよろこびを見つける人と一緒に
本を作ってゆくスタジオです。
遠くに住む友人から届いた手紙のように、
何1読みかえしたくなる本、
その本があるだけで、
自分の部屋があたたかく輝いて思えるような本を。